本书共分上、下两篇。上篇精选刘渡舟治验二百零七例，并附其门人姜元安治验十八例；下篇精选刘渡舟医论十二篇。

全书所选之医案和医论紧扣临床治疗这一主题，从辨证思路、病机认识及方药解析等各个方面阐述了经方的临床运用，融理论与实践为一体，对于深入理解仲景学说以及掌握经方临床运用具有重要的现实意义。

本书不但具有较高的学术研究价值，而且还有很高的指导临床实践的价值，是现代运用经方的知名著作。

因此，本书堪为广大中医临床工作者及中医药院校本科生、研究生、教师的必备之书。

刘渡舟医书七种

王庆国　刘燕华　闫军堂　主　编

经方临证指南

第 2 版

刘渡舟　主　编

姜元安　协　编

人民卫生出版社

·北　京·

图书在版编目（CIP）数据

经方临证指南 / 刘渡舟主编. — 2版. — 北京：人民卫生出版社，2024.4
ISBN 978-7-117-36011-1

Ⅰ. ①经… Ⅱ. ①刘… Ⅲ. ①经方－临床应用－指南 Ⅳ. ①R289.2-62

中国国家版本馆 CIP 数据核字（2024）第 057964 号

人卫智网	www.ipmph.com	医学教育、学术、考试、健康，购书智慧智能综合服务平台
人卫官网	www.pmph.com	人卫官方资讯发布平台

刘渡舟医书七种
经方临证指南
Liu Duzhou Yishu Qizhong
Jingfang Linzheng Zhinan
第 2 版

丛书主编：王庆国　刘燕华　闫军堂
主　　编：刘渡舟
出版发行：人民卫生出版社（中继线 010-59780011）
地　　址：北京市朝阳区潘家园南里 19 号
邮　　编：100021
E - mail：pmph @ pmph.com
购书热线：010-59787592　010-59787584　010-65264830
印　　刷：天津善印科技有限公司
经　　销：新华书店
开　　本：710 × 1000　1/16　　**印张：**13
字　　数：206 千字
版　　次：2013 年 9 月第 1 版　　2024 年 4 月第 2 版
印　　次：2024 年 5 月第 1 次印刷
标准书号：ISBN 978-7-117-36011-1
定　　价：62.00 元
打击盗版举报电话：010-59787491　E-mail：WQ @ pmph.com
质量问题联系电话：010-59787234　E-mail：zhiliang @ pmph.com
数字融合服务电话：4001118166　E-mail：zengzhi @ pmph.com

《刘渡舟医书七种》再版
编写委员会

《刘渡舟医书七种》再版
整理说明

刘渡舟(1917—2001),北京中医药大学已故终身教授、“伤寒论”专业首批博士研究生导师,当代著名的中医学家、中医教育家。刘老行医、执教60余年,上溯岐黄之道,下逮诸家之说,力倡仲景之学,博采众长,学验宏富,形成了鲜明的学术思想和医疗风格,被誉为“伤寒泰斗”“经方大家”;其学术成就为中医同仁所公认,在中医学界享有盛誉。刘老以振兴中医、培育桃李为己任,在繁忙的医、教、研之余,坚持著书立说,笔耕不辍,培养后学。刘老一生著述颇丰,曾出版学术著作20余部,发表论文100余篇,为传承发扬中医药事业作出了杰出贡献。

为了系统总结刘渡舟教授的学术思想和临证经验,我们精选了最能反映刘老“治伤寒、用经方、妙用药、精临证”的学术著作,经撰次整理,辑而成帙,名为《刘渡舟医书七种》,以飨读者。这7种代表性医书分别是《伤寒论十四讲》《伤寒论通俗讲话》《新编伤寒论类方》《经方临证指南》《肝病证治概要》《伤寒论诠解》《金匮要略诠解》。这些著作集中反映了刘老行医60余年的学术经验和心血结晶,贯彻了理论和实践相结合的方针。通过阅读刘老文稿,读者可窥其学术思想和临床经验之一斑,并有助于系统地掌握刘老的临证特色和诊治经验。编撰者也希望通过这些文字全面展示刘渡舟教授的成长经历和学术成就,将一代名家的人格品质、宝贵经验以及为中医药事业不屈不挠的奋斗精神传给后世,为中国医学史树起一座不朽的丰碑。

《刘渡舟医书七种》于2013年首次出版后,由于学术质量上乘,密切联系临床,集中体现刘老学术精华,因而深受广大读者欢迎,反响良好,好评如潮。**本次修订再版主要做了以下几方面工作:①核对了原书中引用的古代医著和现代文献,并对引用有误和疏漏之处进行了更正;②对于原著中出现的文字、标点错误予以改正;③在尽量保持书稿原貌的前提下,对于文句不通顺、读之拗口之处,在不影响文字原意的前提下进行了润**

色；④原书中出现的古今字、异体字、繁体字等统一修改为现在通行的简化汉字，但是对于以往的病名、药名、计量单位等则未予改动，保持原貌。

总之，将刘老积累多年的著作、文章、讲稿等整理出版是名医工作室的重要工作之一，《刘渡舟医书七种》即是在燕京刘氏伤寒流派传承工作室（国家中医药管理局第一批全国中医学术流派传承工作室建设项目）、国医大师王庆国传承工作室，以及刘渡舟名家研究室（北京市中医管理局首批中医药“薪火传承 3+3 工程”室站建设项目）骨干成员的共同努力之下完成的。在此，谨向参与此次修订工作的各位同仁致以谢意。

第四届国医大师
燕京刘氏伤寒流派传承工作室负责人
刘渡舟名家研究室主任
北京中医药大学终身教授、博士研究生导师
王庆国

2023 年 10 月

序

在五十多年的行医生涯中，我陆陆续续地写了不少行医笔记，记在许多小本本之上，其中有医理的发挥，但更多的是真实地记录了运用经方在临床所治之验案，因其涣漫散在，一直没有成文而问世。

门人姜元安敏而好学，酷喜岐黄之道，更爱仲景之术。一日见余曰："经方治病，效如桴鼓，医林无不称善。但要真正做到善用经方治病，则非轻而易举之事。先生之临床经验宏富，上溯仲景，下逮李、朱、吴、叶等人，皆有创新之见及临床治疗之妙，如能将其整理归纳，厘其层次，使其系统可观，刊行于世，对于中医药之学术以及临床之士，谅亦不无小补。"

余既嘉其言，又感其志诚，乃将所藏之手稿尽授于姜，命其整理。凡七年有余，数易其稿，始归纳成集，名曰《经方临证指南》。共选经方99首，附方5首，医案225例，每案详解其辨证要点、病机关键、方药作用特点等，务求切合临床实用之所需。

医圣张仲景作《伤寒杂病论》，尝曰"虽未能尽愈诸病，庶可以见病知源"。余水平有限，其中错误难免，请读者批评指正为幸。

刘渡舟

1993年4月10日于北京

目 录

上篇 经方临证治验录

下篇　医论集

上篇　经方临证治验录

1. 桂枝汤证

(1)时发热自汗出案

李某,女,53岁。患阵发性发热汗出已经一年多,每天发作2 ~ 3次,饮食及大、小便基本正常。曾经按阴虚性发热治疗,服药20多剂无效。脉缓而软,舌质淡苔白。

《伤寒论》说:“病人脏无他病,时发热,自汗出而不愈者,此卫气不和也。先其时发汗则愈,宜桂枝汤。”

桂枝9克　白芍9克　生姜9克　大枣12枚　炙甘草6克　二剂。

服药后啜热稀粥,得微汗出而愈。

【解析】桂枝汤的主要治疗作用是调和营卫,既可以用来治疗外感风寒所引起的营卫不和,也可以用来治疗内伤杂病中的营卫不和。本案治疗的要点在于“病人脏无他病”,而又年过50岁,由于天癸已竭而阴气偏弱,使得阴阳二气不相谐和,所以出现阵发性的发热汗出。桂枝汤调和营卫,实际上也就是调和阴阳。因为营卫代表了阴阳的两个方面,营行脉内即为阴,卫行脉外即为阳。所以,用桂枝汤调和营卫以达到调和阴阳之目的,是本方取得疗效的关键。

(2)风疹案

某男,60岁。患风疹,皮肤瘙痒,钻心难忍已数月。伴见汗出、恶风等症,脉浮缓,舌苔白润。

此为风邪稽留肌腠,营卫失和所致。当用解肌祛风,调和营卫之法治疗。

桂枝9克　白芍9克　生姜9克　大枣12枚　炙甘草6克　三剂。

服药后喝热稀粥,得微汗出,痒止疹消,皮屑脱落而愈。

【解析】风疹以皮肤瘙痒为主要临床表现,因为其发病部位在于皮肤腠理之间,一般属于阳证,所以《灵枢·终始》说“痒者,阳也”。本证虽然多见于血热受风,但也有不少是由于外感风邪,邪气稽留于肌表而营卫失和所引起。识别是否由于外感风邪所引起的标志之一在于:伴随恶风或遇风则发。属于此类证型的,用桂枝汤治疗最为有效。

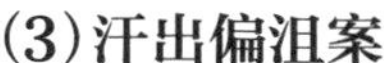

(3)汗出偏沮案

孙某，男，39 岁。患左半身经常自汗出，而右半身反无汗，界限非常分明。无其他明显不适，脉缓而略浮，舌苔薄白。用桂枝汤调和营卫阴阳，使其相将而不相离则愈。

桂枝 9 克　白芍 9 克　生姜 9 克　大枣 12 枚　炙甘草 6 克　三剂。

服药后啜热稀粥，得微汗出而愈。

【解析】凡汗出偏于肢体一侧，或左或右，浸润不止者，都是由于营卫气血有所偏伤，阴阳失于和调所引起。这种“汗出偏沮”，如果不及时治疗，久而久之，卫气不能固护于外，营气不能守护于内，就有可能导致半身不遂的“偏枯”证。《素问·生气通天论》说：“汗出偏沮，使人偏枯。”本病往往由于外感风邪引起，所以用桂枝汤解肌发汗以祛风邪，调营卫、和气血以顾正气，乃是一种正治的方法。不然的话，风邪凝滞营卫，汗出损伤气血，经脉不通，筋骨失养，那么，“偏枯”证就随时可能发生。

2. 桂枝加葛根汤证

口眼㖞斜案

张某，女，26 岁。在乘长途汽车回家途中，靠窗倚睡而受风。回家后，突然感到左侧面部肌肉拘紧，口眼向左侧㖞斜。脉浮，舌苔白润。此风邪客于阳明经络，治疗当以祛风通络为主。

桂枝 9 克　白芍 9 克　生姜 9 克　大枣 12 枚　炙甘草 6 克　葛根 15 克　白附子 6 克　全蝎 6 克

服药二剂，汗出邪去而愈。

【解析】阳明经脉行于面部，经脉受邪，所以，面肌拘紧，口眼㖞斜。㖞斜见于左侧，是风邪客于右侧，而被左侧正气所引。如《金匮要略·中风历节病篇》所指出的：“络脉空虚，贼邪不泻，或左或右，邪气反缓，正气即急，正气引邪，㖞僻不遂。”用桂枝加葛根汤治疗，一方面可以解肌祛风，另一方面疏经通络，解除经脉气血的凝滞。同时，葛根还能升达阳明津液，滋津润燥，以缓解经脉的拘急。临床上还常用本方治疗冠心病的胸背疼痛，以及高血压动脉硬化所引起的后脑部疼痛等症。

又附：项背强痛案[1]

张某，男，51岁。有冠心病史，平时胸闷，头晕而沉。近一月来出现头项强痛，甚至及于后背，伴汗出，恶风，纳呆，肢体乏力，舌体胖大而嫩，苔白腻，脉弦大无力。

辨为饮气内据，外及太阳经脉。

治疗用桂枝加葛根汤，又加茯苓30克、白术6克。

服药六剂后，汗出恶风及头项背强痛皆止，其他症状亦有明显改善。

3. 桂枝加附子汤证

房后伤风案

王某，男，25岁。患者身材高大，体魄雄伟。夏季某日与妻子同房后，因觉燥热而置两腿于窗户之上，迎风取爽。几天后，左腿疼痛，左小腿拘挛而屈伸不利，针药屡治不效。脉弦迟，舌苔水滑。

桂枝18克　附子12克　白芍9克　生姜9克　炙甘草6克　大枣7枚　木瓜9克　独活6克

服药二剂后，痛止腿伸而愈。

【**解析**】房事之后，精泄而内虚，不知慎护，但图凉爽，使风邪乘虚而入。《素问·风论》说："入房汗出中风，则为内风。"脉弦迟而舌苔水滑，则阳气内虚。外来之风邪，必须从外解而去；阳气内虚，则必兼顾正虚。选用桂枝加附子汤外解风邪，内壮阳气，再加木瓜以利筋骨，加独活以散风气。此外，本方还常用来治疗老年人因阳气不足而感受寒邪，见症以脉沉而汗出恶风为主，可以起到温经扶阳，正邪兼顾的作用。

---

1 凡书中注明"又附"医案的，皆为姜元安所治。下同。

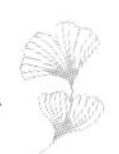

需要指出的是，桂枝加附子汤原本用于治疗“漏汗”。《伤寒论》说：“太阳病，发汗，遂漏不止，其人恶风，小便难，四肢微急，难以屈伸者，桂枝加附子汤主之。”可见，漏汗的产生是由于发汗太过，阳气不能固摄津液，导致津液外泄。桂枝加附子汤不仅能够温补阳气，而且还能通过补阳以达到摄阴止汗的目的，临床上用来治疗顽固性的自汗证，也每奏奇效。

又附：漏汗案

崔某，女，51 岁。患自汗证十多年，屡经中西医治疗而不愈。患者每日自汗出不止，浸湿内衣，每日换衣 3 ～ 4 次，一年四季皆如此。上半身汗出多于下半身，左半身汗出甚于右半身，稍有劳作更甚，伴有恶风，肢体屈伸不利。其人体态肥胖，但终日感觉体疲乏力。舌质淡嫩，苔白而脉缓。

辨为阳虚漏汗证，用桂枝加附子汤。

患者诉：服前三剂时有奇特的反应，每次服药后一小时左右，自觉全身皮里肉外有一种如冰雪融化般的感觉。三剂药后，汗出情况大为好转。又加大附子剂量，再进三剂。服第四剂药后，周身皮肤之内出现针刺般的疼痛感觉，2 小时后，疼感消失，顿觉舒适无比。六剂药服尽，而十年之自汗已止。继用桂枝汤加黄芪、白术各 10 克善后，痊愈。

4. 桂枝去芍药汤证

胸闷案

李某，女，46 岁。因患心肌炎而住院治疗，每当入夜则胸中憋闷难忍，气短不足以息，必须靠吸氧气才能得以缓解。舌质淡苔白，脉弦而缓。

辨为胸阳不振，阴气内阻之证。

桂枝 10 克　生姜 10 克　大枣 12 枚　炙甘草 6 克

服药二剂后症状减轻，原方加附子 6 克，再服三剂后症状消除。

5. 桂枝去芍药加附子汤证

胸痛案

王某，男，46 岁。多年来胸中发满或疼痛，往往因气候变冷而加剧。伴有咳嗽，短气，手足发凉，小便清长等症。舌质淡嫩，苔白略滑，脉沉弦而缓。

此乃胸阳不振，阳不胜阴，阴气窃踞胸中，气血运行不利。治疗当以温补心阳，以散阴寒为主。

桂枝 9 克　生姜 9 克　大枣 12 枚　炙甘草 6 克　附子 10 克

连服六剂，证情逐渐减轻，多年的胸中闷痛从此得以解除。

【解析】桂枝去芍药汤与桂枝去芍药加附子汤，都是桂枝汤的加减方。这两个方子的共同特点是具有振奋胸阳的作用，这种作用首先是通过桂枝汤去芍药而得以实现的。因为桂枝汤的组方特点是阳中有阴，若去掉酸寒阴柔之性的芍药，就变为辛温扶阳之剂。如果在此基础上再加上辛温气雄的附子，使其补阳的作用就更为突出。

胸闷或胸痛是“胸痹”的主要临床表现，其产生的主要病机在于上焦心胸阳气虚弱而阴寒之气内盛，所以《金匮要略·胸痹心痛短气病篇》说“阳微阴弦，即胸痹而痛”。因为“胸为阳位似天空”，心肺二脏居其内，营卫二气由此而得以宣发。如果胸阳不振，阴寒内凝，则阳气不能布达而痹阻，心肺之气血不畅。所以，胸痹的临床表现，轻者胸中满闷，重者就以疼痛为主。

6. 桂枝加芍药生姜各一两人参三两新加汤证

产后身痛案

樊某，女。产后半月许，忽然身体疼痛，脉来沉迟，无感冒可言。有学员辨为气血两虚，用十全大补汤治疗，虽有小效但不彻底。改用桂枝加芍

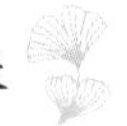

药生姜各一两人参三两新加汤治疗：

桂枝 9 克　白芍 12 克　生姜 12 克　大枣 12 枚　炙甘草 6 克　党参 12 克

服药三剂后，疼痛消除。

【**解析**】本方用于发汗后，或妇女产后，或流产后，或行经后，血虚而营气不足，不能充养肢体而出现的身体疼痛，脉沉涩而无力。方中用桂枝汤调补营卫；加重白芍剂量以养营血；另加人参以补卫虚。本方最妙之处在于加重生姜的剂量，借其辛散之力而走于外，使全方的益气养血作用达于体表，补而不滞，专治营卫气血不足所引起的身体疼痛。《金匮要略·血痹虚劳病篇》中的黄芪桂枝五物汤也重用生姜，与本方之义同。

7. 桂枝加桂汤证

奔豚证案

崔某，女，50 岁。患奔豚证，自觉有一股气从下往上走窜，行至小腹则胀，上抵心胸则气短心悸，头冒冷汗。少顷气往下行，则诸证随之而消。每次发作时精神特别紧张恐怖，如临死亡，每日发作二三次。平时少腹及腰部有酸疼感，带下多，面色青黄不泽。舌体胖，舌质淡嫩，苔白润，脉弦数但按之无力。

辨为心阳虚弱，坐镇无权，以致下焦浊阴乘虚上犯。治疗当温补心阳，而消阴降冲。

桂枝 15 克　白芍 9 克　生姜 9 克　大枣 12 枚　炙甘草 6 克　黑锡丹 6 克（用药汤送服）

一剂药服尽，冲气已止。共进五剂而愈。

【**解析**】奔豚证发作的一般情况是：气从少腹上冲胸咽，发作时恐怖欲死，气复还则止。这在临床上比较常见，但发作程度如本案这样严重的并不多见。奔豚证产生的机理大多为心阳不足，不能坐镇于上，因而下焦阴寒邪气得以上冲。奔豚证的发作特点是：凡奔豚气所经过的部位，必然使正常的气机运行闭塞，而出现憋闷胀满、心悸、汗出等症。桂枝加桂汤是治疗奔豚证的一个有效方剂。《伤寒论》指出："气从少腹上冲心者……与桂枝加桂汤，更加桂二两也。"更加桂在于取桂枝强心通阳，开结气，降冲气，用来治疗奔豚证最为合拍。有的医家认为"加桂"应是加肉桂。如果从临床应用的角度来看，加桂枝和加肉桂的效果基本相同。

8. 桂枝加龙骨牡蛎汤证

遗精案

王某，男，20岁。患有遗精证半年，几乎每夜均有发生，屡经医治无效，形体疲惫不堪。病初之时，每因有梦而遗精，逐渐发展为无梦而遗。舌质淡嫩不泽，脉弦缓无力。辨证属于心肾阴阳不交而精关弛废失禁。

桂枝 10 克　白芍 10 克　生姜 10 克　大枣 12 枚　炙甘草 6 克　龙骨 15 克　牡蛎 15 克

连服五剂后，滑精止，饮食增进，精神渐振，从此调治而愈。

【解析】《金匮要略·血痹虚劳病篇》说："夫失精家，少腹弦急，阴头寒，目眩发落，脉极虚芤迟，为清谷、亡血、失精；脉得诸芤动微紧，男子失精，女子梦交，桂枝加龙骨牡蛎汤主之。"所谓"失精家"，是指有长期遗精、滑精史的人，初起时，往往由于欲火内动，而又不能随心所愿，以致心火内燃，下扰肾精，逼迫精液外泄，所以常常表现为有梦而遗精；久而久之，肾元下亏，失却固摄功能，导致精关弛废不固，最终发展为无梦而走泄，成为"失精家"。所以，失精家的病机关键在于心肾阴阳上下不交，治法以调和阴阳、交通心肾为主。桂枝汤能和营卫，调和脾胃，而调和阴阳；加龙骨、牡蛎，一方面能收敛神气、固摄精关，另一方面也起到固护心肾精气的作用。

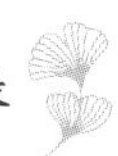

9. 桂枝去芍药加蜀漆牡蛎龙骨救逆汤证

神乱案

董某，男，28岁。因精神受到刺激而犯病，心中烦躁不安，或胆怯惊怕，或悲伤欲哭，睡眠不佳，伴有幻听、幻视、幻觉（“三幻症”），胸中烦闷难忍。舌苔白厚而腻，脉弦滑。辨为肝气郁滞，痰浊内阻而上扰心宫。

桂枝 6 克　生姜 9 克　蜀漆 4 克（以常山代替）　龙骨 12 克　牡蛎 12 克　黄连 9 克　竹茹 10 克　郁金 9 克　菖蒲 9 克　胆星 10 克　大黄 9 克

服药二剂，大便作泻，心胸顿觉舒畅。上方减去大黄，又服三剂后，突然呕吐痰涎盈碗，从此病证大为减轻。最后用涤痰汤与温胆汤交替治疗而获痊愈。

【解析】在《伤寒论》中，仲景用桂枝去芍药加蜀漆牡蛎龙骨救逆汤治疗由于火劫迫汗，损伤心阳而引起的惊狂、卧起不安；本案取意于此方而用来治疗由于情志内伤导致的神志迷乱。二者病因不同，证情有别，但其病机则基本一致，即心神内乱而兼有痰郁。正如清代医家柯韵伯所指出的那样：“不拘病之命名，惟求症之切当，知其机得其情……宜主某方，随手拈来，无不活法。”但火劫亡阳的治疗重点在于温通心阳而补其虚，所以用甘草、大枣甘温之品，以起到辛甘合化为阳的作用；而本案则偏重于涤痰清热以开心窍，所以加上竹茹、胆星、菖蒲、郁金、黄连和大黄，同时去掉大枣、甘草以防其助湿化痰。这是临床上随证加减，灵活论治的一个体现。

蜀漆乃常山之苗，其功用与常山相似，有较强的催吐祛痰作用。用量一般在 3 ~ 5 克，但还要注意水炒先煎，以减少其对胃肠的刺激而消除致吐等副作用。如果药店不备蜀漆，也可用常山代替。从临床运用来看，蜀漆和大黄黄连泻心汤及远志、菖蒲合用，治疗属于痰热上扰、蒙闭清窍所致的精神分裂症，效果较好。服药后或吐或泻，或吐泻交作，吐则多为痰涎，泻则多为胶黏秽物，其后都能使精神安定下来。

10. 桂枝加芍药汤证

(1)虚利案

王某,男,46岁。因患急性细菌性痢疾,未经彻底治疗而转为慢性菌痢。大便下痢,挟有红白黏液,每日少则三四次,多则五六次。来势甚急,常常来不及登厕就内污衣裤,但又后重下坠,大便排而不尽。伴腹中隐隐疼痛,肠鸣作响。病程逾年,曾用真人养脏汤以及芍药汤等治疗,皆无效可言。脉沉弦而滑,舌质红苔白。

再三审证,辨为脾胃阴阳失调、气血不利之证。

桂枝9克　白芍18克　生姜9克　大枣12枚　炙甘草9克

二剂后,下利次数减为一二次,腹痛肠鸣消失。原方又进二剂,诸证皆消。

【解析】本案的病机要点在于脾胃阴阳失调,中焦气血不利。脾胃居中,为气机升降之本,气血阴阳之所主。脾虚则清气不升,胃虚则浊气不降,土气不和则必然导致肝木郁滞,疏泄失常。此类病证非寒非热,介于虚实之间,所以用寒热之法治疗都不能取效。桂枝加芍药汤能够调和脾胃之阴阳,利血脉消瘀滞,并有平肝缓急之效,于调和脾胃中兼能疏泄肝木。

(2)腹痛案

张某,女,32岁。每当午后即觉腹中疼痛,痛时自觉腹肌向内抽掣拘急。饮食二便基本正常,但月经愆期,每次行经需10天左右,经色黑紫,挟有血块。脉弦细如按刀刃,舌质绛紫,苔薄白润。

证属脾之气血不和,而肝木横逆克犯脾土。治宜平肝缓急,调和气血。

桂枝10克　白芍30克　生姜10克　大枣12枚　炙甘草10克

连服六剂,腹痛止,拘急解。转方用当归芍药散而愈。

【解析】柯韵伯称桂枝汤为仲景“群方之冠”,乃滋阴和阳、调和营卫、解肌发汗之总方。而桂枝汤之所以能滋阴和阳、调和营卫,首先在于其能调和脾胃之气。众所周知,营卫生成于水谷,而水谷转输于脾胃,所以,脾胃之气旺盛则营卫生化之源充足,营卫和调则气血阴阳随之也和。从桂

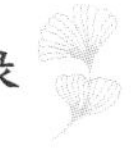

枝汤组方的五味药物来看，桂枝、生姜、大枣、炙甘草，自古以来都是厨房中常用的调料，有健脾开胃、促进食欲的作用，所以桂枝汤实际上擅能调补脾胃，通过调补脾胃，然后达到启化源、滋营卫、益气血、和阴阳的目的。只有明了这一道理，然后才可以了解本案的治疗方法。重用白芍，使其能和脾阴，利血脉，又能柔肝缓急以止疼痛。

临床上凡见腹满时痛，下利，舌质偏红，苔薄白而脉弦细者，多属脾胃气血阴阳失和，选用本方治疗，每能取效。

11. 桂枝加大黄汤证

久利案

李某，男，36岁。患慢性痢疾，多年屡治不愈。大便下痢挟有红白黏液，里急后重，每日三四次，伴腹满疼痛拒按。脉弦有力，舌质绛苔黄。

此证虽然脾胃气血不和，但又挟有阳明凝滞之实邪，积邪不去则下利不能止。治法当加大黄以通腑气，扫除肠中腐秽。

桂枝 9 克　白芍 18 克　生姜 9 克　大枣 10 枚　炙甘草 6 克　大黄 6 克　三剂。

嘱一次煎煮顿服。服药后大便畅利，泻下皆黏腻臭秽之物，而后下利日渐轻缓。

【**解析**】桂枝加大黄汤，即桂枝加芍药汤方再加大黄而成。《伤寒论》说："本太阳病，医反下之，因尔腹满时痛者，属太阴也，桂枝加芍药汤主之；大实痛者，桂枝加大黄汤主之。"本案的辨证要点是：在桂枝加芍药汤证的基础上，又见腹痛拒按，大便秘结，脉按有力，舌绛苔黄等实证。

12. 桂枝去芍药加麻黄细辛附子汤证

气胀案

董某，女，49 岁。周身皮肤肿胀，随按随起而无凹陷，腹部胀满尤为明显。更有奇者，肚脐周围出现如栗子大小包块十余个，按之软，随按而没，抬手又起。腹部皮肤发凉，间或嗳气上逆，面色黧黑不泽。脉沉无力，舌苔白。

此证病名为“气分”，属寒邪内搏气机所致。

桂枝 9 克　生姜 15 克　大枣 10 枚　炙甘草 6 克　麻黄 6 克　细辛 4.5 克　附子 9 克　川椒 3 克

服三剂后腹中气动有声，矢气甚频，肤胀随之消减，脐周之包亦消。但腹中胀满尚未尽愈，改方用李东垣寒胀中满分消汤，三剂而愈。

【解析】“气分”病名，首见于《金匮要略·水气病篇》中。究其病因病机有二：一方面是由于营卫俱虚而不利，另一方面则是由于心肾阳虚而寒邪内搏。所以，病证表现在外的有皮肤肿胀而发凉，表现在内的有脘腹胀满而起包。《灵枢·水胀》曾说：“肤胀者，寒气客于皮肤之间，鼜鼜然不坚，腹大，身尽肿，皮厚，按其腹窅而不起，腹色不变，此其候也。”所以治疗“气分”病证当以调和营卫、温阳散寒、通利气机为主。张仲景指出：“气分……桂枝去芍药加麻辛附子汤主之。”桂枝汤去芍药即成温补之剂，能通心阳，散阴寒而和营卫；麻黄辛温宣发，散外寒，利肺气；细辛、川椒温中散寒，利气消阴；附子温补心肾阳气，以使内外阳气通利，营卫俱行。即所谓“阴阳相得，其气乃行，大气一转，其气乃散”。

13. 黄芪桂枝五物汤证

（1）血痹案一

融某，男，61 岁。患头晕病三年之久，近来自觉左太阳穴处如虫蚁爬

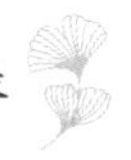

行状，左侧肢体麻木不仁，经多方医治无效。脉浮大无力，舌苔薄白。

生黄芪40克　桂枝12克　生姜12克　白芍12克　大枣7枚　六剂。

服药后头晕明显好转，太阳穴处虫蚁爬行感消失，肢体麻木亦减轻。乃改用黄芪为50克，另加当归10克，再进六剂后，诸症全部消失。

三个月后追访，未见反复。

(2) 血痹案二

李某，男，49岁。一年多前，患者开始发现四肢感觉逐渐迟钝，慢慢发展为肌肤麻木不仁，肢体强直，屈伸不利，行步不稳，头重脚轻如踏棉花，伴见腰痛，腹部拘紧如有束带。经CT检查，发现C_2～C_6椎管狭窄，确诊为脊髓型颈椎病，建议用手术治疗。由于患者有所顾虑而转请中医治疗。舌苔白略腻，脉来涩迟。

辨为气虚血滞，“血痹”之证。

生黄芪40克　桂枝10克　白芍10克　生姜15克　大枣12枚

上方服二剂后，各种症状均有减轻。原方加大剂量，改黄芪为50克、桂枝为12克，加牛膝10克。又进六剂后，患者两腿已能行走，不用他人搀扶而来就诊。在上方基础上加木瓜10克，另开：泽泻15克，白术10克，以利水湿之邪。

二方交替服用共40余剂，上述症状全部消退，恢复正常工作。半年后来信致谢，病情一直没有复发。

【解析】“血痹”病是一种以肌肤麻木不仁为主要临床表现的病证，其病机在于营卫不足，气血阴阳俱弱，由于外受风寒邪气而使阳气痹阻，血行不畅（所以称为“血痹”）。该病的脉象以虚涩微紧或浮大无力为主，治疗应采用调补营卫、益气和血的方法。张仲景立黄芪桂枝五物汤为其治疗的主方。该方有三个特点：其一，以桂枝汤为主，调和营卫并能解肌祛风。其二，加黄芪重在益气，取意于气行则血行，血行则痹通。临床上有时加当归同用，目的是为了加强益气活血的作用。由于黄芪甘温，补卫气而行于表，所以桂枝汤中去炙甘草。其三，桂枝汤中倍用生姜，取其外散走表，载芪、桂之力而行于外，也是临床取效的关键，不可忽视。

14. 麻黄汤证

太阳伤寒证案

刘某,男,50岁。因工作需要,自北京赴甘肃省。当时正值隆冬季节,不慎冒受风寒而得"太阳伤寒证"。发热,体温39.8℃,严重恶寒,周身大小关节无一不痛,身无汗,咳嗽,脉浮紧。

麻黄9克　桂枝6克　杏仁12克　炙甘草3克　一剂。

服药后,盖被躺火炕上发汗。1小时左右,遍身漐然汗出而解。

【解析】麻黄汤是《伤寒论》中治疗太阳伤寒证的第一名方。张仲景说:"太阳病,头痛发热,身疼腰痛,骨节疼痛,恶风无汗而喘者,麻黄汤主之。"归纳起来,可以分为寒热、诸痛与无汗而喘三组证候。太阳伤寒证的病机关键在于寒邪外束,卫气闭郁,营阴不得畅行,简称为"卫闭营凝"。因为表闭无汗,所以又称之为"表实证"。

表实证与表虚证的"卫强营弱"不同。前者以无汗为特点,后者以汗自出为特点。由于卫阳被寒邪所闭郁,营阴被寒邪所凝滞,所以用麻黄汤辛温发汗以散寒,目的在于发越闭郁之阳气,而使营阴畅行。服药后必须要微微汗出为佳,用药时要注意:麻黄、桂枝、炙甘草的剂量比例应该是3∶2∶1,否则就会影响发汗的效果。

服用麻黄汤一般都能汗出,与服桂枝汤啜粥取汗有别。但应当注意,服麻黄汤后也有不汗出的情况。从曹颖甫《经方实验录》中所记载的几则医案中看,可以将服麻黄汤后不汗出的情况概括为以下三种:一是表证未解而先用下法,导致中气虚弱而无力作汗,这种不汗出是由于误治;二是久居寒冷之地或平时习惯于寒冷之气,不容易受到风寒的侵袭,一旦受之,所感邪气必定比一般人要严重,如果用药剂量不足就不能发汗,这种不汗出是与地域、职业有关;三是有的患者服药后,阳气发动,化水为气,汗出于无形而不被发觉,也好像不汗出。诸如此类情况,变化难测,所以临证时要细心推求其理,就不至于惊慌失措。

更需要一提的是,由于麻黄汤有较强的发汗作用,使用不当又会产生许多变证,不少临床医家视之如虎狼,畏而不敢用。其原因主要在于:一方面是临床辨证不明确,对于伤寒病与温热病的鉴别心中无数,所以一见

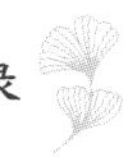

发热为主的病人，多从温热病方面治疗。《伤寒论》指出："太阳病，发热而渴，不恶寒者，为温病。"这里突出地强调了温病"口渴"与"不恶寒"乃是诊断的主要依据。如果不出现口渴，证候表现仍有恶寒特点，还是应该考虑风寒的病情。因此，外感初起口渴与不渴是识别寒、温的一个苗头。另一方面主要是医家受温病学说的影响，畏其辛温形成一种偏见。其实，只要在准确辨证的前提下，用麻黄汤治疗伤寒表实证是最有效的方剂。

又附：小儿伤寒案

张某，男，2岁。患发热，体温39℃，他医用辛凉法治疗而反增剧。症见：形寒，头痛，咳嗽痰白，始终无汗，病已三日，脉仍浮紧，舌苔白润。

按太阳伤寒表实辨证，投以麻黄汤：

炙麻黄6克，桂枝4克，杏仁10克，炙甘草2克。

药后约半小时，即汗出热退，一剂服尽而愈。

15. 麻黄加术汤证

水肿案

高某，女，37岁。患浮肿八年，每每因遇寒冷而加剧，曾经西医诊断为黏液性水肿，多方求治无效。患者全身浮肿，以颜面部为甚，伴恶寒，肢体沉重疼痛，无汗，胸脘痞满，小便不利，大便常秘。舌苔白滑，脉浮紧。

麻黄9克　桂枝6克　杏仁10克　炙甘草3克　苍术10克　三剂。

每次服药后均有微汗出。三剂服尽，肿消，其他各症亦随之而愈。为巩固疗效，以苓桂术甘汤善后。

【解析】麻黄加术汤是张仲景用来治疗"湿家，身烦疼"的一张方剂，具有发散寒湿的治疗作用。本案所治的水肿，属于《金匮要略》中"水气病"的范畴。在《水气病篇》中，张仲景并没有提出麻黄加术汤这一治法，为什么在此却用本方治疗？患者全身浮肿，但以颜面部为甚。张仲景在论治水气病时提出："诸有水者，腰以下肿，当利小便；腰以上肿，当发汗乃愈。"麻黄汤为发汗之剂，所以用来发汗以消肿，此其一；本案除了浮肿外，还有明显的肢体沉重疼痛、恶寒无汗、舌苔白滑等寒湿在表的症状，符合麻黄加术汤所治寒湿郁遏卫阳这一病机，此其二；服用麻黄加术汤后，不但能够发散在外的寒湿邪气，而且可以宣畅肺气，恢复肺的治水功能，使其通调水道，下输膀胱，驱湿邪从小便而出，此其三。所以，临床审证施治，贵在证机相符，方证合拍，切不可拘泥而失其变通之义。

又附：头痛案

张某，男，38 岁。初春之时，因骑自行车过猛，汗出而受风。自述左侧风池穴处疼痛剧烈，以致夜不成眠，无其他症状，但不汗出。舌苔滑腻，脉弦紧有力。

予麻黄加术汤原方：麻黄 10 克，桂枝 6 克，杏仁 15 克，苍术 10 克，炙甘草 3 克。

每次服药后皆得微汗出。服一剂后，疼痛明显减轻；二剂服尽，头痛已消。

【**解析**】本案辨证关键在于疼痛部位在风池穴处。该穴位于后项，属太阳经所主，虽然症状不齐备，但由于表实无汗，所以用麻黄汤治疗。加苍术是因为舌苔滑腻，兼有湿象，因而用苍术以化湿。

16. 桂枝二麻黄一汤证

类疟案

刘某，女，12 岁。初春感受风寒邪气，头痛发热，家人自购“平热散”，服药后汗出较多，随后发热消退。但第二天发热恶寒如疟疾之发作，上午一次，下午二次。脉浮略数，舌苔薄白而润。究其原因，属于发汗太过，在表之邪气反而稽留不解，当用桂枝二麻黄一汤小汗之法治疗。

桂枝 5 克　白芍 5 克　生姜 5 克　大枣 3 枚　麻黄 3 克　杏仁 3 克　炙甘草 3 克　一剂。

药后得微微汗出而解。

【**解析**】《伤寒论》指出：“服桂枝汤，大汗出……若形似疟，一日再发

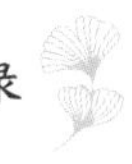

者……宜桂枝二麻黄一汤。"这里所说的"形似疟",是指发热恶寒发作的情况,而不是真正的疟疾。大凡先发热而后恶寒,或发热恶寒同时并存,寒热一天发作两次或数次,大都属于太阳病变,往往是由于表证发汗太过,既损伤营卫正气,又未能使邪气彻底外解,这是辨证时需要注意的。正如曹颖甫所说:"少阳病之所以异于太阳者,以其有间也。若日再发或二三度发,则为无间矣。"无论伤寒或中风,只要是表邪稽留日久不解,而且证情较轻,寒热如疟者,都可以用本方治疗。临床上,这类病证多见于年幼或年老,以及久病体弱的患者。

17. 桂枝二越婢一汤证

类疟案

刘某,女,10 岁。深秋感受寒凉之气,发热恶寒,每日发作好几次,拖延数月未愈。脉浮无力,舌质红苔薄白,饮食及大小便基本正常。

此种情况属于风寒郁表,日久不解,寒将化热的轻证。治用桂枝二越婢一汤。

麻黄 3 克　桂枝 5 克　白芍 5 克　生姜 3 克　大枣 4 枚　生石膏 6 克　炙甘草 3 克　玉竹 3 克

共服二剂,得微汗出而解。

【**解析**】本案患者的临床表现与上案基本相同,都是发热恶寒一日之内发作数次的类疟证,但不用桂枝二麻黄一汤反而用桂枝二越婢一汤治疗,是因为其舌质红,反映表邪有入里化热的趋势。张仲景说:"脉微弱者,此无阳也,不可发汗,宜桂枝二越婢一汤。"历代不少注解《伤寒论》的医家认为"此无阳也"是指亡阳而言,而不知本条所说的"无阳"是指邪气欲离于表而言。成无己曾说:"表证罢为无阳。"这是因为伤寒脉象一般为浮紧,若脉象由浮紧而变弱,则反映了寒邪将要离开肌表而有入里化热的趋势,所以不用单纯辛温的麻桂合方,而是辛温之中兼有石膏,另加玉竹辛凉清热滋液为治。

18. 葛根汤证

口噤案

崔某，女，18岁。病口噤难以开合，勉强用力可张口2厘米左右，若再用力则两颊疼痛难忍，经北京某医院诊断为颞颌关节炎，半月未愈。舌苔黄白相杂，脉弦。

葛根24克　生石膏24克　玉竹9克　丹皮9克　白芍9克　钩藤9克　甘草3克

服药三剂后，口能张开容下两指；原方又服三剂，口张进食如常人。

【解析】口噤不能张，病位在阳明经，因为足阳明胃的经脉循行于口颊部。邪气客于阳明经脉，气血不利，所以口不能开合自如。从舌苔黄而知经中有热，故用药只取葛根汤加减。重用葛根作为方中的主药，它既能疏通阳明经络，又能启阳明津液以濡养经脉。如陈修园所说："葛根以清经络之热，是发表中寓养阴之意也。"从《金匮要略》中可以看出，仲景用葛根作为止痉的专药。本案用石膏为臣，清阳明经中热邪；佐以白芍、丹皮、钩藤、玉竹而成养阴凉血息风之法。所以，读仲景书，用仲景方，如果能深明其用药之法，则随证取舍，无不合乎法度。

又：在《伤寒论》中，葛根汤是用来治疗太阳经脉被寒邪所伤，经脉气血不利所致的"项背强几几，无汗，恶风"等证。它与桂枝加葛根汤所治的项背强几几的主要区别点在于：有汗与无汗。

又附：头项强痛案

朱某，男，55岁。外感风寒，患头项部强直疼痛已2天。伴肢节疼痛，恶寒，无汗，口不渴，舌苔白，脉数有力。治用葛根汤原方：

葛根15克　麻黄10克　桂枝10克　生姜10克　白芍10克　大枣10枚　炙甘草6克

服药后，始觉后背发热，继而布达全身，汗出。两剂愈。

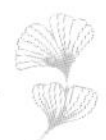

19. 葛根加半夏汤证

二阳合病案

程某，女，25岁。初春感寒后，患发热，头痛，恶风寒，呕吐，面色红赤。脉浮，舌苔白润。证属二阳合病，治用葛根加半夏汤。

葛根12克　麻黄6克　桂枝6克　生姜6克　半夏9克　白芍6克　大枣7枚　炙甘草6克

二剂。服药后汗出热退，呕吐止。

【**解析**】本案为太阳与阳明合病。发热，恶风寒，头痛而脉浮，是病在太阳经；面色红赤，呕吐是病在阳明经。《伤寒论》说"阳明病，面合色赤，不可攻之"，说明了面色红赤是属于阳明经表的病变。经中有邪，就会使在里的脏腑之气失和，所以胃气上逆而呕吐。治疗"合病"的一个基本原则是根据邪气偏重于哪一经，做到分清主次，二经兼顾。本案就是根据这一原则选用葛根汤，治疗重点在太阳经，同时兼顾阳明，如尤在泾所说"邪盛于外而之内者，仍当先治其邪"。

20. 小青龙汤证

(1)寒饮咳喘案

张某，男，40岁。患咳喘病多年，每当发作之时，自服"百喘朋"能缓解症状。此次犯病，发作严重，又来求取"百喘朋"。当问及为何不愿服用汤药时，才知道原先曾服中药无数，但未见效果。经过反复劝说后，同意服汤药一试。喘咳痰多，脉弦，舌苔水滑。观其面色黧黑，辨为寒饮内伏，上射于肺的小青龙汤证。

麻黄9克　桂枝9克　干姜9克　细辛6克　五味子9克　半夏9克　白芍9克　炙甘草9克　二剂。

服药后喘咳明显好转，转用茯苓桂枝杏仁甘草汤加干姜、五味子，又服三剂,喘咳得以基本控制。

【解析】小青龙汤是张仲景用治寒饮咳喘的一张名方。或伤寒表不解,心下有水气,或膈间有支饮,凡属寒饮内伏,上射于肺所致的咳喘,治之皆有明显功效。本方合干姜、细辛及麻、桂于一体,辛烈走窜,虽然药力峻猛,但只要掌握好辨小青龙汤证的几个环节,临床运用则效如桴鼓。

①辨气色:寒饮为阴邪,易损伤阳气,使阳气不能上荣于面部,而使面呈黧黑之色。或双目周围呈现对称性黑圈(叫做“水环”),或头额、鼻柱、两颊、颏下之皮肤出现黑斑(称为“水斑”),二者统称“水色”。②辨脉:寒饮内伏的脉象多见脉弦或沉弦,如果是表寒内饮,则多为浮紧之脉。③辨舌:寒饮内伏,是由于津液凝聚不化所致,所以舌苔往往表现为水滑或滑润,而舌质一般为淡嫩而胖。④辨痰涎:肺寒气冷,津凝为痰,所以咳喘往往多痰,或痰涎清稀不稠,形如泡沫,落地为水;或痰稠但明亮晶彻,状如鸡蛋清,冷如凉粉。⑤辨咳喘:或咳重而喘轻,或喘重而咳轻,或喘咳皆重,但必定是咳逆倚息不得卧,平卧则加剧。⑥辨兼证:寒饮内伏可以兼有或噎、或呕、或小便不利而身肿、或头痛发热等症,都是由于水饮随气机流动而引起。以上六个辨证环节,是正确使用小青龙汤的客观依据,但六个辨证环节不必悉具,只要有其中一两个主证,便可使用小青龙汤治疗。

小青龙汤治疗重证寒饮咳喘,疗效卓著,屡用屡效。但此方辛烈峻猛,能伐阴动阳,下拔肾根,用药必须中病即止,不可久服。根据《金匮要略》中提出的“病痰饮者,当以温药和之”的原则,用苓桂剂善后则疗效理想。

(2)过服小青龙汤救逆案

某男,患咳喘痰多,不能平卧,咳吐稀白泡沫状痰,面色黧黑,脉弦紧,舌苔白滑。证属寒饮射肺,投以小青龙汤原方两剂。

患者持方后没有再来复诊。第二年春见其面色皖白不泽,身形羸弱。自云服药颇有疗效,喘息咳痰皆明显好转,夜能平卧,喜出望外,按原方又继续服用 12 剂后,发生头晕、心悸、夜难成眠等症。自冬至节后,忽一日发生鼻衄,来势汹涌,不能自止,经某医院用电烙法止血,从此自觉神疲乏力,所以又来诊治。这是过服小青龙汤发散太过,拔动肾根,伤阴动血发生的变证。

乃用人参养荣汤加龙骨、牡蛎等药。连服数十剂后,体力才逐渐得以恢复。

【解析】小青龙汤属于辛烈走散、作用峻猛的方剂，久服有伐阴动阳之弊。但由于患者不知此理，持方久服，发散太过，阳气不密，导致少阴肾精不固。待冬至节后，天阳启动，阴精不能密藏则见伤阴动血，鼻衄不能自止的情况。大、小青龙汤都是在麻黄汤辛温发散的基础上衍化而来，具有很强的发散作用。张仲景立大、小青龙汤二方，一方面阐明其证治特点，另一方面又指出其救逆之法，目的就是在于告诫人们要注意服药后的一些不良反应。如针对大青龙汤证指出："若脉微弱，汗出恶风者，不可服之。服之则厥逆，筋惕肉瞤，此为逆也。"又说："汗出多者，温粉粉之。"至于小青龙汤的治疗禁忌、误治变证以及救逆方法，则在《金匮要略·痰饮咳嗽病篇》中有详细的论述："青龙汤下已，多唾口燥，寸脉沉，尺脉微，手足厥逆，气从小腹上冲胸咽，手足痹，其面翕热如醉状，因复下流阴股，小便难，时复冒者，与茯苓桂枝五味甘草汤，治其气冲。……冲气即低，而反更咳、胸满者，用桂苓五味甘草汤去桂加干姜、细辛，以治其咳满……"学者如果能细心体会仲景设苓桂剂既治水饮之邪，又御小青龙汤之变，则得心应手，庶几近之。

21. 大青龙汤证

溢饮案

某女，32 岁。患两手臂肿胀，沉重疼痛，难于抬举。经过询问得知，冬天用冷水洗衣物后，自觉寒气刺骨，从此便发现手臂肿痛，沉重酸楚无力，诊脉时颇觉费力。但其人形体盛壮，脉来浮弦，舌质红绛，苔白。

此证属于水寒之邪郁遏阳气，以致津液不得流畅，形成气滞水凝的"溢饮"证。虽然经过多次治疗，但始终没有用发汗之法，所以缠绵而不愈。

麻黄 10 克　桂枝 6 克　生石膏 6 克　杏仁 10 克　生姜 10 克　大枣 10 枚　炙甘草 6 克

服药一剂，得汗出而解。

【解析】"溢饮"是水饮病的一种表现形式，临床以身体疼痛沉重、其形如肿为特点。用大青龙汤治溢饮，这在《金匮要略》中已有明确论述。

仲景《伤寒论》中也有用大青龙汤治疗“溢饮”证的论述，原文第39条说：“伤寒脉浮缓，身不疼，但重，乍有轻时，无少阴证者，大青龙汤发之。”这一条注家见解不一，有的注家认为，从所描述的症状特点来看，这也属于溢饮的范畴。但《金匮要略》偏重于内因，指出溢饮病是由于“饮水流行，归于四肢，当汗出而不汗出”所致；而《伤寒论》则偏重于外因，属于寒邪留着于四肢肌肤之间，郁闭卫阳，使气机不行，津液凝涩所致。二者起因不同，但临床表现则基本一致，所以都用大青龙汤发越阳郁，汗出阳气通利，津液流畅则愈。

又附：伤寒高热案

黄某，男，28岁。隆冬感受寒气，症见：高热，体温39.5℃，恶寒，头身肢节皆痛，无汗，心烦，口不渴。病已3天，曾用柴胡注射液，服A.P.C及桂枝加葛根汤无效。舌红苔白，脉浮紧有力。此寒郁化热，治当发汗。

麻黄 10克　桂枝6克　杏仁10克　生石膏15克　大枣10枚　生姜10克　炙甘草6克　一剂。

初服无汗，复服后汗出遍体，浸渍衣裤，发热等症随汗出而解。

22. 麻黄杏仁甘草石膏汤证

疹伏不透案

郑某之子，初春出麻疹，因感染风寒，疹出未透而骤回。症见：高热，体温39.8℃，气喘鼻煽，环口发绀，疹伏不出，若隐若现。脉数而滑，舌苔黄褐而干。此为疹毒内陷，火热犯肺，证情险恶，急当宣肺清热，透疹达邪。

麻黄2.4克　杏仁9克　甘草1.5克　生石膏18克　羚羊角1.2克　瓜蒌仁6克　桑叶6克　浙贝6克

服药一剂后热退喘平，前胸后背透发疹点甚多，但仍咳嗽，转用桑菊饮加蝉衣、贝母、竹茹、玉竹等药，调理而愈。

【**解析**】大凡小儿出麻疹，应该以麻疹透尽为顺、内伏不出为逆，而且在出疹期间一定要慎避风寒。本案患儿因感染风寒而使疹毒内陷、伏而

不出，是临床危重证之一，治疗时一定要以清热透邪为主。麻杏甘膏汤是首选的良方，加羚羊角清肺平肝，不但治咳喘，又能防热极生风而产生惊厥；加桑叶疏风宣肺透疹；加瓜蒌仁、浙贝化痰利肺，以助麻、杏外透之功。

仲景用麻杏甘膏汤治疗肺热阳盛的汗出而喘证。对比麻黄汤，二方皆可治喘，但麻黄汤证之喘是由于寒邪闭表，肺气不宣，所以是无汗而喘；麻杏甘膏汤证之喘是由于热邪客肺，肺气壅塞，所以是汗出而喘。二者虽有寒热之别，但总是离不开肺气闭塞这一特点。闭者当开，所以都用麻黄以开之。因寒邪而闭塞者，配桂枝辛温以开之；因热邪而闭塞者，配石膏辛凉以开之。

又附：肺热咳嗽案

李某，男，2 岁。初得伤寒，高热，体温 39℃，无汗，舌苔白润，脉浮数。予麻黄汤原方一剂，服药后得汗出，体温降至 37.5℃，但又出现严重咳嗽，呼吸气急，有痰，汗出，舌红苔略黄，脉滑数。

此为邪气化热闭肺所致，急疏麻杏甘膏汤。

服两剂后，热退咳平。

23. 越婢加半夏汤证

肺风案

王某，男，58 岁。患有肺气肿病五年多，病情逐年加重。现症：胸闷气短，喘息头晕，项背恶风，寸脉浮，舌质红苔白。辨为“肺风”挟饮之证。

麻黄 5 克　生姜 10 克　半夏 10 克　生石膏 15 克　大枣 7 枚　炙甘草 6 克　三剂。

服药一剂后得微汗出，则觉胸中之满顿开而呼吸随之畅利，三剂后项背恶风亦消。又加石膏至 25 克，服三剂，气喘已平。

【解析】《素问·风论》说：“风中五脏六腑之俞，亦为脏腑之风。”说明了脏腑之风，是风邪外袭，从脏腑所在背部的俞穴内传于里所致。肺的俞穴叫“肺俞”，位于后背第三胸椎下旁开 1.5 寸。风邪从肺俞内传于肺，则为肺风。《素问·风论》指出:“肺风之状,多汗恶风,色皏然白,时咳短气,昼日则差,暮则甚,诊在眉上,其色白。”张仲景广《内经》之义,指出:“肺中风者,口燥而喘,身运而重,冒而肿胀。”由此可见,“肺风”证的临床表现应该有以下四个方面的症状:①多汗恶风;②咳喘短气;③头晕目眩;④肢体肿胀而重。根据这些情况来看,本案似属“肺风”之例,但仲景并没有提出治疗肺风的方剂。我们发现,越婢加半夏汤所治的“肺胀”,与肺风的证候近似,所以可补肺风治疗之不足。

24. 越婢加术汤证

溢饮案

吕某,男,46岁。病四肢肿胀,肌肉酸疼已十多天,西医诊断为末梢神经炎。其人身体魁梧,面色鲜泽,但手臂沉重,抬手诊脉亦觉费力。按其手足凹陷成坑,而且身有汗但四肢无汗。舌质红苔腻,脉浮大。按溢饮证治疗。

麻黄 12 克　生姜 9 克　生石膏 30 克　苍术 12 克　大枣 7 枚　炙甘草 6 克　二剂。

服药后四肢得微汗出,病证明显减轻,原方加桂枝、苡米、茯苓皮等,又服两剂而愈。

【解析】本案用越婢加术汤治疗溢饮证,是从张仲景用大青龙汤治溢饮中得到的启示。大青龙汤去掉桂枝、杏仁就成为越婢汤。大青龙汤治疗风寒闭郁阳气的不汗出而烦躁,以不汗出为主,所以用桂枝、杏仁助麻黄以发表,表气得开则郁阳得发;越婢汤是治疗水与风合,一身悉肿的风水证,以身体肿胀汗出为主,用石膏配麻黄以清肺热,肺热清则治节行,通调水道而能运化水湿。因此,用越婢汤治溢饮,取法于大青龙汤而又不同于大青龙汤。本案身多汗而四肢无汗是辨证的着眼点。

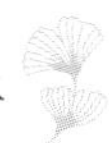

25. 桂枝甘草龙骨牡蛎汤证

心悸案

宋某，男，35岁。宋君的职业是教师，常常伏案工作至深夜，耗气伤神。忽一日突发心悸，严重时心神难定，坐立不安。舌质淡苔白，脉缓而弦，按之无力。

此因过用心神，心气虚而神气不敛所致。

桂枝9克　炙甘草9克　龙骨12克　牡蛎12克　三剂。

嘱其夜晚减少工作以养心神，果然药尽而安。

【解析】宋君的病证起于过劳多虑，过劳则伤气，多虑则伤神，所以，养生之法务在起居有常，劳逸相得。桂枝甘草龙骨牡蛎汤是张仲景用来治疗因误用烧针，损伤心阳所引起的烦躁证，用桂枝、甘草温补心阳，龙骨、牡蛎安神定志。尤其值得一提的是，桂枝、甘草二味药物，辛甘合化为阳，是张仲景用来治疗各种原因所引起的心阳虚损，不能固护于上而出现心悸、胸闷等症的基本药物，临证之时，不可不知。

26. 茯苓桂枝白术甘草汤证

（1）水气上冲案

陈某，女，52岁。患头晕，心悸，胸中满闷，每到夜晚则气上冲胸，诸证随上冲之势而加剧。伴有面部虚浮，目下色青，下肢轻度浮肿，小便短少不利，口虽干但不欲饮水，强饮则胃中痞闷。问其大便反而秘结不通，五六日一次，坚如羊屎。舌质淡胖，苔白滑，脉沉滑无力。

此证为心脾阳气两虚，脾阳不运则水气内停，心阳不振则水气上乘。水气上冲，阴来搏阳，所以头晕、心悸、胸闷；水气不化，津液不能布行，则小便不利而大便反秘；水气外溢皮肤则为浮肿。治疗当以温通心阳，气化津液，降冲伐水为主。

茯苓 30 克　桂枝 10 克　白术 10 克　炙甘草 6 克

服药两剂后，气上冲胸及头晕、心悸等症得以控制。上方加肉桂 3 克、泽泻 10 克，助阳消阴，利水行津，又服两剂，口渴止，小便利而大便下。

最后采用脾肾双温之法，又合用真武汤使阳回阴消，精神振奋。

（2）奔豚证案

陆某，男，42 岁。因患冠心病心肌梗死而住院，经两个多月治疗，病情没有缓解。现症：心胸疼痛，心悸气短，每当心痛发作之时，自觉气上冲咽喉，便觉气息窒塞，周身出冷汗，恐怖欲死。舌淡苔白，脉弦而结。

此奔豚发作，属于心阳虚衰，坐镇无权，水气上冲，闭塞胸阳。治当通阳下气，利水宁心。

茯苓 18 克　桂枝 10 克　白术 6 克　炙甘草 6 克　龙骨 12 克　牡蛎 12 克　三剂。

药后冲气平息，心神得安，但脉仍有结象，并伴有明显的畏寒肢冷。此下焦肾阳未复，水寒之势尚未平伏。上方加附子 10 克、生姜 10 克、白芍 10 克，又服三剂，下肢转温。但心悸，胸痛偶发。

转用：茯苓 12 克，桂枝 10 克，五味子 6 克，肉桂 3 克，炙甘草 6 克。

又服六剂后，诸症皆平。心电图检查大致正常。

（3）鼻不闻香臭案

吴某，女，50 岁。患鼻塞难以呼吸，不闻香臭气味，每晚都要用“鼻眼净”滴鼻才能安然卧寐，否则鼻道堵塞，气道不通而被憋醒。患病已 7 年，屡治无功。伴见头晕，胸闷，心悸，指端麻木等症，舌质淡嫩，六脉沉弱无力。

证属心肺阳气虚弱，阴气用事，久而生饮。

茯苓 15 克　桂枝 10 克　白术 6 克　炙甘草 6 克　半夏 10 克　厚朴 10 克　薤白 10 克

此方连续服用十多剂，饮消气通，而后鼻能闻知香臭。

【解析】李东垣曾指出中气虚弱，清气不升，可以导致清窍不利的病变，所以他采用温补脾胃而升清阳的方法来治疗清窍不利证。但是本案则运用苓桂术甘汤温阳化饮之法来治疗清窍不利病变。这是因为心肺阳气虚弱，寒饮内生，往往可以产生鼻塞、呼吸不利等症，这种情况在临床上

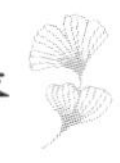

并不少见，应该引起注意。

（4）眩晕案

吴某，女，38岁。患头晕目眩，严重时坐立不稳，经多方诊治仍无疗效。病人面色㿠白，舌质淡苔水滑，饮食与二便基本正常。

辨为水饮内停，上冒清阳。治以温化痰饮为法。

茯苓30克　桂枝12克　白术10克　泽泻15克　牛膝10克　炙甘草6克　三剂。

服药后疗效显著，眩晕明显减轻。因方药对证，嘱其继续服用，又六剂后，证情基本稳定。予泽泻汤加味善后。

【解析】张仲景用苓桂术甘汤治疗两方面的病证：一是《伤寒论》所说的“心下逆满，气上冲胸，起则头眩，脉沉紧”；二是《金匮要略·痰饮咳嗽病篇》中所说的“心下有痰饮，胸胁支满，目眩”。这两方面的病证都是人体水液代谢失常，气不化水，水停于内为患，所以又称之为“水气病”。这里所讲的“水气”概念，应该是既指有形的水饮，又包括无形的水寒之气。水指其形，寒指其气，如影之随形，不可分隔，所以往往合一而发病。水气病的发病机理，主要与心、脾、肾三脏的阳气虚衰有关。心属君火，上居胸中，能行阳令而制阴于下，如果心阳不足，坐镇无权，不能降服下焦阴气，则使寒水邪气上泛；脾为中土，有运化水湿之功，如果脾阳虚弱，不能运水制水，亦容易导致水气内生；另外，肾主水而司气化，与膀胱相表里，膀胱为州都之官，内藏津液，全赖肾阳的气化作用而能出其津液，如果肾阳不足，气化无权，不能主水于下，则津液停聚而为水邪。

水气病的最大临床特点就是“水气上冲”。由于心阳虚衰，不能坐镇于上，在下的水寒邪气乘虚上凌则发为水气上冲。水气上冲虽然与心、脾、肾的三脏阳气之虚有关，但是尤其以上焦的心阳虚不能降伏下焦阴寒为前提。水气上冲的典型临床表现是：气从脐下或心下部位上冲胸咽，象如豚之奔突，所以古人称之为“奔豚气”。然而气从脐下往上奔突的，多与心肾阳虚有关；气从心下部位往上冲逆的，则多与心脾阳虚有关。

水气上冲既是水气病的病证特点，又是水气病的病理反应过程。大凡水气上冲所经过的部位，如脐下、心下、胸中、咽喉，以至于头面、五官清窍等地，则出现胀满，悸动，憋闷，或噎塞，或咳喘，或眩晕等症状。除此之外，辨识水气病还可以从色、舌、脉诸方面观察。望色：临床多见面色黧黑，或出现水斑(即额、颊、鼻柱、口角等处,皮里肉外,出现黑斑);舌象:舌体胖大,舌质淡嫩,舌苔多呈水滑之象;切诊:脉象多见沉弦或沉紧。

治疗水气病,主要应采用温阳化饮、利水降冲的方法,选用以茯苓、桂枝为主的一类方剂,而苓桂术甘汤则是苓桂剂的代表方。茯苓在本方中有四方面的治疗作用:一是甘淡利水以消阴;二是宁心安神以定悸;三是行肺治节之令而通利三焦;四是补益脾土以防水气上冲。桂枝则有三方面的治疗作用:一是补心阳以制水;二是通阳以消阴;三是下气以降冲。茯苓、桂枝相须相使,缺一不可,如果有茯苓而无桂枝,则不能化气以行津液;如果有桂枝而无茯苓,则不能利水以伐阴邪。白术协茯苓,补脾崇土以制水;炙甘草助桂枝,扶心阳以降冲。本方在临床上常用于以下几方面病证,疗效较佳。

1)冠心病、心肌梗死,常见胸闷疼痛,心悸头晕,短气乏力,或浮肿,小便不利,并且相当一部分患者伴有明显的气上冲证。

2)老年慢性支气管炎、肺源性心脏病,症见胸闷憋气,咳嗽或喘,痰多稀白,面目浮肿等。如果是急性发作,喘逆倚息不得卧者,可先服小青龙汤,待症状缓解后,再服本方调理巩固。

3)不是上述病证,但是有明显的水气病见证时,亦可用本方治疗。

又附:水气上冲案

李某,女,59岁。有冠心病史,前来门诊求取中成药。症见:心下逆满,气上冲胸,起则头眩,肌肉跳动,畏寒肢冷,大便反干,数日一次,舌黯红而脉沉弱。观其先前所服之药,皆以薤白、栝蒌、丹参、檀香等活血理气为主。

劝其再服汤药,予苓桂术甘汤原方三剂。

复诊时面有喜色,谓此次服药对证,疗效显著,如是原方继续服用而大见功效。

【解析】活血化瘀是目前临床治疗心脏病的常用方法之一。而"心为阳中之太阳",心阳不足的心脏病则用苓桂术甘汤,乃是"温药和之"的方法,两法并存,不可偏废。由于本方临床运用十分广泛,所以加减方法也比较多,比如:兼心神浮越而惊悸恐怖者,加龙骨、牡蛎以潜敛之;兼痰湿内盛者,合二陈汤以化痰;兼水冒清阳而眩晕重者,加泽泻利水;兼虚阳上浮而面热、心烦者,加白薇以清虚热;兼心血不续而脉结代的,合生脉饮;或肾不纳气而少气喘息的,加五味子、紫石英;兼血压偏高,加牛膝;兼口

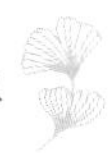

舌干燥欲饮水，而舌反红绛者，加太子参、沙参和丹参；若阳虚水泛严重者，见有畏寒肢冷、下肢浮肿、大便溏泄等症，则必与真武汤合用等等。除此之外，还有几种最常用的加减法，分别附列于下。

附一：苓桂杏苡汤证

苓桂术甘汤去白术、甘草，加杏仁、苡米，名曰苓桂杏苡汤。主治水气兼挟痰湿，水湿相因为患，症见咳嗽多痰，胸满，不欲饮食，周身酸楚，头重如裹，小便不利等。

曾治李某，年逾八旬，生活尚能自理。入冬以来，常觉胸满，咳嗽吐白痰，周身酸懒，不欲行动，不思肥甘之物而欲素食。舌质淡苔白腻，脉弦缓无力。

即用苓桂杏苡汤治疗。

六剂后诸证均明显好转，转用异功散善后。

附二：苓桂芥甘汤证

苓桂术甘汤去白术，加白芥子疏肝利气，名曰苓桂芥甘汤，主治水气兼挟肝气上逆。

曾治曹某，女，43岁。胸胁发满，入夜为甚，头晕目眩，心悸气短，嗳气频作，心烦易怒，来月经时小腹作胀，面色黧黑，舌苔水滑，脉沉弦。

用苓桂芥甘汤加香附。

六剂后胸胁不满，嗳气不作，其余各症也明显减轻。转用小剂桂枝茯苓丸作汤剂，又加香附、郁金等药调治而获痊愈。

附三：苓桂茜红汤证

苓桂术甘汤去白术、甘草，加茜草、红花，名曰苓桂茜红汤，主治水气兼挟瘀血痹阻胸中。

曾治太原曹某，素有冠心病史，近来头晕，胸闷疼痛，控及后背，舌边有瘀斑，苔水滑，脉弦。

乃用苓桂茜红汤，诸症平息而安。

27. 茯苓桂枝甘草大枣汤证

(1)奔豚证案

郭某,男,56岁。患奔豚证,发作时气从少腹往上冲逆,至心胸则悸烦不安,胸满憋气,呼吸不利,并见头身汗出,每天发作两三次。小便短少不利,有排尿不尽之感。舌质淡,苔水滑,脉沉弦无力。此水气下蓄,乘心脾阳虚而上冲。

茯苓30克　桂枝12克　大枣15枚　炙甘草10克

上方服用两剂,则小便畅通,奔豚气不再发作。

(2)欲作奔豚证案

李某,男,43岁。脐下悸动,欲作奔豚,伴小腹及胃脘胀闷不舒,心悸。寸脉软,关尺之脉俱弦。此心脾阳虚,水寒之气将欲上冲之证。

茯苓30克　桂枝12克　大枣15枚　炙甘草6克　肉桂3克

三剂后冲逆之势平伏,转用真武汤加桂枝,三剂而愈。

【解析】茯苓桂枝大枣甘草汤即苓桂术甘汤去白术而加大枣。本方治疗水气病中属于心脾阳虚,下焦水寒之气妄动所致的欲作奔豚或已作奔豚,疗效甚佳。在此需要说明几个问题:第一个问题是,为什么要去白术而加大枣?白术和大枣都具有健脾益气的作用,都可以用来治疗气冲上逆的病证。但张仲景用此二药却有所不同,其中治疗气从“心下”上冲者用白术,治疗气从“脐下”上冲者用大枣。这是因为气从心下上冲者,病机在于脾虚不运而使水气上冲,所以用白术健脾兼能行水;至于气从脐下上冲者,关键在于其人气水相搏,小便不利而脐下悸,所以重用茯苓至30克,桂枝至12克,则用量超过其他有关方剂,然利水去邪之力大,犹恐津伤液脱,所以去白术而用大枣补脾胃、生津液,寓防于治,从临床上来看,是很有实践意义的。第二个问题是,如何判断欲作奔豚和已发奔豚?欲作奔豚的临床特点是脐下或脐周部位悸动不安,这是病人自己能感觉得到,这就说明了水与气相搏于脐下,欲上冲而未冲的情况;已作奔豚的临床特点是病人能明显地感觉到有一股气从脐下向上冲逆,随之而产生各种证情。虽然这是两种不同的临床特点,但是都可以用苓桂甘枣汤治疗。

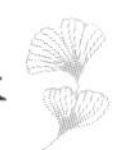

第三个问题是，桂枝加桂汤和本方都可用来治疗气从脐下往上冲逆的“奔豚”证，如何进行区别？根据临床观察，苓桂甘枣汤证除有脐下悸外，还有小便不利等症，而舌苔水滑，面色黧黑，这在辨证时是主要的区别点。

28. 茯苓甘草汤证

（1）心下悸动案

陈某，男，26 岁。暑夏抗旱，挑水浇地，酷日之下劳动，汗出特别多，口中干渴难忍，因而俯首水桶暴饮，当时甚觉凉爽，但不多时则感到心下胃脘部位築築然悸动不安，入夜亦不得安寐。经多方诊治不见功效。来诊时，令其仰卧床上，用手按其心下，悸动应手；又用手震颤上腹部，可清晰地听到胃中漉漉作响。其人小便尚利，舌苔水滑，脉弦。此证主胃中有水饮。

茯苓 20 克　桂枝 10 克　炙甘草 6 克　生姜汁一酒盅　二剂。

先煮前三味药，待药成后，以姜汁兑药服。

服药一剂后，自觉热辣气味直抵胃中，而胃中鸣响悸动为甚。不多时，忽觉腹中疼痛欲作泻利，急忙登厕更衣，泻出水液甚多，随之则悸动明显减轻。二剂服尽则全安。

（2）头痛案

邓某，男，45 岁。患有高血压病史，近日来头痛剧烈，心悸，恶心欲吐，严重时伴见头身汗出湿冷。舌苔白滑，脉弦缓无力。此胃中水饮上凌，瘀阻血脉之象。

茯苓 30 克　桂枝 10 克　生姜 15 克　炙甘草 6 克　牛膝 10 克　红花 6 克　茜草 6 克　半夏 15 克　陈皮 10 克　三剂。

服药后血压回降，头痛止而诸症消退。

【解析】茯苓甘草汤是由苓桂术甘汤去白术加生姜而成，所以又被称为“苓桂姜甘汤”。张仲景用本方治疗水饮停留于胃中，阻碍气机，郁遏清阳所致的“厥而心下悸”。生姜有很好的和胃散饮作用，所以常被用来治疗饮气在胃所引起的各种病证。导致水饮停留胃中的原因大致有二:一是胃阳不足,不能行散水气而致饮停,这是内因;二是短时间内多饮暴饮,使得外来之水聚于胃中而不化,这是外因。虽然内外可以相因为病,但外来之饮往往是引发疾病的主要来源。为了防止外来之饮的损伤,《伤寒论》中曾指出"欲得饮水者,少少与饮之,令胃气和则愈"。如若不然,因渴而暴饮,就会导致胃中停水的病变,所以《金匮要略·痰饮咳嗽病篇》指出"凡食少饮多,水停心下,甚者则悸,微者短气"。水饮停于胃中,最突出的临床表现就是"心下悸"。此外,水饮邪气上冒清阳,还可出现头晕头痛、胸闷短气等症,也应引起临床家的注意。

又附:胸闷案

李某,女,4岁。自春节后出现胸闷、短气而善太息已三个多月,夜寐时不时惊惕,掌心发热而且湿润,舌质淡黯,苔滑润。询知素常口渴多饮,尤其喜凉饮。据此而辨为水饮伤中,清阳不利,治用茯苓甘草汤原方,温化胃中水饮。

服药三剂后明显见效,胸闷短气及夜卧惊惕等已基本消除。

29. 苓桂杏甘汤证

(1)咳喘案

某妇,65岁。咳而微喘,面目浮肿,小便不利,舌质胖嫩苔水滑,脉弦。此为有水气,水气犯肺则咳而兼喘;肺失治节之权而不能通调水道,则小便不利而浮肿。治用通阳下气,利水消肿之法。

茯苓12克　桂枝10克　杏仁10克　炙甘草6克

连服五剂,小便利而诸证悉平。

(2)喘而心悸案

燕某,男,59岁。患肺源性心脏病,住唐山市某医院治疗。喘咳逆息不能平卧,心悸,气短,面色黧黑,大便已数日未解,舌苔白腻但根部发黄,

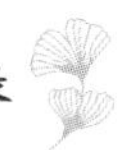

脉弦而结。证为痰热内凝，腑气不利，肺气受阻，故而喘咳。但心悸气短，面色黧黑，脉结，则为心虚挟饮。

此证本虚标实，当先清化痰热以利肺，然后温阳化饮而治心。

栝蒌30克（先煎）　半夏10克　黄连6克

服两剂后，大便通畅，喘咳减轻已能平卧。转用通阳化饮之苓桂剂以治其本。

茯苓12克　桂枝10克　杏仁10克　炙甘草6克　半夏10克　五味子6克

服六剂后，喘咳止而心悸宁，遂出院调治，以善其后。

【**解析**】苓桂杏甘汤由苓桂术甘汤去白术加杏仁而成，治疗水气上冲，迫使肺气不利，不能通调水道所致的小便不利、面目浮肿以及咳喘等症。

以上我们就以苓桂术甘汤为代表方的苓桂剂的证治作了简要的介绍。总的看来，苓桂剂作为治疗水气病的主体，有两个很明显的特点：一是病变以心脾阳虚为主，治疗以茯苓、桂枝为核心。二是水气为病，涉及范围很广，而与肺、肝、胃、肾、肠等脏腑也有密切的关系；虽然以水气之邪为主，但是也能兼挟痰湿、瘀血等。为了能更加清楚地反映苓桂剂这一整体特点，特列下图以示归纳。

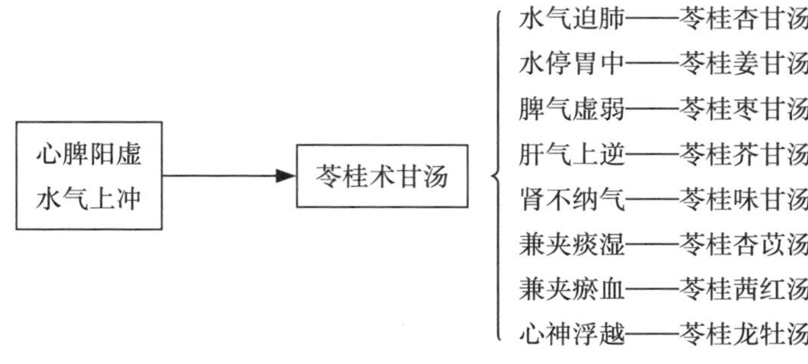

30. 五苓散证

（1）癫痫案

王某，男，18岁。患癫痫病，屡用苯妥英钠等抗癫痫药物不能控制其发作。自述每次发作前感觉有一股气从小腹往上冲逆，至胃则呕，至心胸则烦乱不堪，上至头则晕厥而不知人事。少顷，其气下移而苏醒。素常小便短少，频数不利，大便正常。舌质淡嫩苔薄，脉沉滑。

此水蓄膀胱，上逆而冒蔽清阳之证。《金匮要略·痰饮咳嗽病篇》说："吐涎沫而癫眩，此水也，五苓散主之。"

泽泻 18 克　茯苓 12 克　猪苓 10 克　白术 10 克　桂枝 10 克　肉桂 3 克　三剂。

服药后小便畅利，而后病发次数减少。方药与病证相符，因而癫痫发作得以控制。

（2）阴肿案

孙某，女，43 岁。会阴部位肿胀而有下坠之感，伴头晕而胀疼，口干但不欲饮，心中烦，小便不利，大便稀溏。舌质淡黯，苔薄白，脉沉。此水停下焦之证。

茯苓 12 克　猪苓 10 克　泽泻 10 克　桂枝 6 克　白术 6 克　牛膝 10 克

服药四剂后，小便得利而大便成形，会阴部肿胀消除。

（3）疝气案

陈某，男，36 岁。左侧少腹疼痛控及腰部，小便短少不利，脉弦，舌苔白。此水湿之邪伤于厥阴经脉而成疝气疼痛，加味五苓散主之。

茯苓 15 克　泽泻 10 克　猪苓 10 克　桂枝 10 克　白术 10 克　小茴香 10 克　木通 10 克　川楝 10 克

服药三剂痛止。

【解析】从药物组成上看，五苓散与苓桂术甘汤比较接近，但从组方意义及治疗重点分析，则五苓散与苓桂术甘汤有较大的差异。五苓散中用桂枝、猪苓、茯苓、泽泻发汗利水以利小便为主；白术补脾气制水气以运输水湿；桂枝辛温通阳，外能解肌，内能气化津液消阴以行水。全方以利水通阳为主，治疗重点在于水蓄膀胱，而膀胱气化不利。临床辨证以微热、消渴、小便不利等症为着眼点。

五苓散的临床运用相当广泛，本方略加变通，或与其他方剂合用，可以用来治疗多种水湿蕴郁的病证。本方加茵陈，名为"茵陈五苓散"，治疗

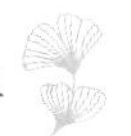

湿邪内郁而小便不利的黄疸证；本方加寒水石、生石膏、滑石，名为“桂苓甘露饮”，治疗湿邪郁而化热的小便不利，烦热而口渴；本方去桂枝，加人参、肉桂，名为“春泽煎”，治疗高年体弱，正气不足，中气虚衰，心功能不全而小便不利者；本方加苍术、附子，名为“苍附五苓散”，治疗素体阳虚，寒湿内生，症见腰眼发凉，两足发冷，腰腿酸重，小便不利等症；本方合平胃散，名为“胃苓汤”，治疗平素喜食厚味肥甘，久而湿浊内停，而使胃脘胀满，小便不利；本方加川楝、木通、小茴香，是陈修园治疗疝气的经验方，临床证明，凡疝气而见小便不利，舌苔白滑者，用之甚佳。

叶天士曾说：“通阳不在温，而在利小便。”五苓散通阳而利小便，可谓治湿之第一方，临床凡治湿邪为病，宜多从此方着眼。

31. 桂枝去桂加茯苓白术汤证

(1)低热案

刘某，女，53岁。患低热，体温在37.5℃左右波动，持续两个多月不退。伴见胃脘胀满，项部拘急不舒，询知小便短涩不利，有排而不尽之感。舌体肥大，苔水滑，脉弦。辨为水郁阳抑之发热，用桂枝去桂加茯苓白术汤治疗。

茯苓30克　白术10克　白芍15克　生姜10克　大枣7枚　炙甘草6克

此方连服五剂后，小便畅利，发热等症皆愈。

(2)偏头痛案

金某，女，42岁。患左侧偏头痛三年多，屡治不效。伴有项强，胸脘胀满不舒，小便频数短少，大便正常。脉弦紧，舌苔水滑欲滴。

茯苓30克　白芍30克　白术10克　炙甘草10克　大枣12枚　生姜10克

服药六剂而愈。

(3)项强腹痛案

郭某,男,38岁。患头项强直不利,俯仰困难,并伴见胃脘疼痛,有诊断为颈椎病的,也有诊断为胃溃疡的,但屡治不效。脉沉弦,视其舌红而苔水滑,乃问其小便情况,告知白昼小便短少,夜间小便频多,但总有排尿不尽之感,大便偏干。辨为太阳膀胱停水不化,腑气不利,必及其经,所以项强而心下作痛。

茯苓30克 白芍15克 白术10克 炙甘草10克 生姜10克 大枣7枚

上方共服六剂,项强变柔,小便畅利而胃脘亦舒。

【解析】《伤寒论》第28条说:"服桂枝汤,或下之,仍头项强痛,翕翕发热,无汗,心下满微痛,小便不利者,桂枝去桂加茯苓白术汤主之。"历代医家对这一条原文的认识和理解很不一致。如清人徐大椿说:"凡方中有加减法,皆佐使之药,若去其君药,则另立方名。今去桂枝,而仍以桂枝为名,所不可解。殆以此方虽去桂枝,而意仍不离乎桂枝也。"(《伤寒类方》)钱天来也说:"……治之以桂枝汤去桂加茯苓白术汤。未详其义,恐是后人传写之误,未可知也。即或用之,恐亦未能必效也。"(《伤寒溯源集》)而《医宗金鉴》的作者吴谦更是直接提出:去桂枝当是去芍药之误。

那么,到底应该怎样认识这一问题呢?首先,应该回到桂枝汤及其加减变化的特点上。桂枝汤的最大特点就是滋阴和阳,实现这一特点的药物配伍是桂枝配芍药。桂枝和芍药,一阳一阴,在临床上具有二分法的意义。比如既有桂枝加桂汤,又有桂枝加芍药汤,那么,有桂枝去芍药汤,就应该有桂枝去桂汤,这样一来,使得阴阳相互对应,符合疾病变化及其治疗的客观规律,从这一点分析,桂枝汤去桂这种情况确实是存在的。其次,从桂枝去桂加茯苓白术汤的药物组成来看,不妨将它与苓桂术甘汤对应起来,以便更加清楚地认识去桂的意义。在《伤寒论》中,仲景用真武汤扶阳利水,就有猪苓汤育阴利水以对应之,这是因为人体水液代谢的失常关系到阴和阳的两个方面。那么,仲景举苓桂术甘汤通阳利水,就应该有与之相应的和阴利水的方剂。这个问题的答案就在去桂加苓术汤之中。该方的药物组成是:茯苓、芍药、白术、炙甘草、生姜和大枣。从上述药物看不难发现,苓芍术甘四味药物正好与苓桂术甘四味药物有桂枝与芍药阴阳对应的特点,因此,不妨暂时将其称为"苓芍术甘汤"。"苓芍术甘汤"

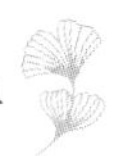

中用芍药，一方面能滋营和阴，另一方面与茯苓相配，则又有去水气、利小便的作用。所以，“苓芍术甘汤”能够和阴利水，正好与苓桂术甘汤通阳利水构成阴阳对应的关系。而其中又有生姜、大枣，则犹如苓桂术甘汤有苓桂枣甘汤、苓桂姜甘汤之变通。既然如此，仲景为什么不直接称之为“苓芍术甘汤”，反而要把它称为“桂枝去桂加茯苓白术汤”？这里面可能有两个原因。其一，仲景文笔，条文排列往往有前后对举之法，第 21 条既然列出桂枝去芍药汤，所以第 28 条又指出桂枝汤还有去桂这一方法，使人对照看待，以见“胸满”与“心下满微痛”两证有上下之不同；其二，仲景恐后人在“头项强痛，翕翕发热”上抓住桂枝不放，而过分执意桂枝的解表作用，因而强调了本方必须是去桂枝而留芍药。所以，读仲景书一定要从隐藏之处求出其奥义所在。

临床运用桂枝去桂加茯苓白术汤的辨证关键是“小便不利”。小便不利是膀胱气化失常，水邪内停的反映。水邪内停于膀胱，可以郁遏其经脉之中阳气的疏达，阳气受郁，经脉不利，则可见到翕翕发热、头项强痛等外证，所以看似表证而实非表证；水邪凝结，郁阻气机，使得里气不和，则可见到心下满微痛等里证，似里实而非里实证，所以汗、下之法都不能使用。本证的病机过程是：小便不利→水郁膀胱→外气郁遏，里气阻结。

既然小便不利是辨证的关键，为什么不用五苓散以利小便？这个问题清人唐容川已经说得很清楚了。他说：“五苓散是太阳之气不外达，故用桂枝以宣太阳之气，气外达则水自下行而小便利矣。此方（桂枝去桂加茯苓白术汤）是太阳之水不下行，故去桂枝，重加苓术以行太阳之水，水下行则气自外达，而头痛、发热等症自然解散。无汗者，以微汗而愈矣，然则五苓散重在桂枝以发汗，发汗即所以利水也；此方重在苓术以利水，利水即所以发汗也。实知水能化气，气能行水之故，所以左宜右有。”

32. 桃核承气汤证

惊狂案

杜某，女，18 岁。因遭受惊吓而精神失常，或哭或笑，惊狂不安，伴见少腹疼痛，月经愆期不至。舌质紫黯，脉弦滑。此乃情志所伤，气机逆行，血瘀神乱。桃核承气汤主之。

桃仁 12 克　桂枝 9 克　大黄 9 克　炙甘草 6 克　柴胡 12 克　丹皮 9 克　赤芍 9 克　水蛭 9 克　二剂。

药后经水下行，少腹痛止，精神随之而安。

【解析】在《伤寒论》中，张仲景用桃核承气汤治疗“热结膀胱”证，以“少腹急结”“其人如狂”为主要临床表现。本证的病机关键在于下焦蓄血，瘀血与邪热相结。从临床实际情况来看，多与妇女经血瘀阻有关，如瘀热闭经，少腹硬痛而心情烦躁或如狂者，服用本方多有疗效。另外，产后恶露不下，瘀血内阻而见喘胀欲死，或精神狂妄者，亦可使用本方。本方还可与桂枝茯苓丸交替使用，治疗妇女癥瘕痼结；若与大柴胡汤合用，则应用范围更广，凡是胸腹胁肋疼痛，以两侧为主，每遇阴雨寒冷而痛势加剧，或有跌仆损伤病史者，是为瘀血久停于内，无论其部位在上在下，皆能获效。

临床运用桃核承气汤还要注意以下几个问题：一是瘀血内停，血络受阻，心脉失养，往往见到精神及情志方面的异常，轻者烦躁、善忘，重者如狂、发狂。所以《血证论》指出：“《内经》所谓血在上喜忘，血在下如狂是也。”这是下焦蓄血一个比较明显的证候特点。二是从致病原因上看，虽然瘀血作为其主要的病因，但是骤然受到惊吓，往往也是发生本病的一个重要诱因。三是本方有较强的泄热逐瘀作用，运用时一定要以患者的体质壮实为前提，如果体质虚弱，则不能轻率使用。四是在服药时间上，一般以空腹时为佳。因为病位在下焦，而桃核承气汤又是攻下瘀血的方剂，所以空腹服药有利于攻逐瘀热。张仲景所说“先食温服”，也就是这个意思。

33. 抵当汤证

瘀血目障案

刘某，女，31 岁。产后受风引起目疼，以致视力逐渐下降已二年余。病变先从右眼开始，视力从 1.2 降至 0.1。经眼底检查，发现眼底水肿，黄

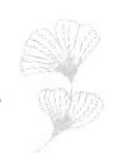

斑区呈棕黑色变化，被诊断为“中心性视网膜炎”。经过治疗，右眼视力恢复到1.0，但左眼视力又从1.5下降到0.1。服用中成药石斛夜光丸后，视力有所上升，左眼达0.8，右眼至1.2。但患者常觉后背疼痛，右侧少腹亦疼，每到月经期则两腿发胀，腰腹俱痛，而且精神紧张，惊怖不安，少寐善忘。舌质黯绛，舌边有瘀斑，脉弦滑。

根据上述脉证，辨为下焦蓄血，气滞血瘀，瘀浊上扰，乃用逐瘀活血之法治疗。

大黄9克　桃仁15克　虻虫6克　水蛭6克　丹皮9克　白芍9克

服药后约六七小时，出现后脑部跳动性疼痛，同时小腹疼痛难忍，随即大便泻下颇多，小便赤如血汁，而后诸痛迅速减轻，顿觉周身轻松，头目清晰。此后转用血府逐瘀汤加决明子、茺蔚子，又服六剂后，视力恢复如常人。经眼科检查，黄斑区棕黑色病变已基本消失。

【解析】本案辨证有两个着眼点：一是抓住少腹疼痛，经期加剧的瘀血证；二是出现精神紧张，惊怖不安等精神情志上的变化，所以辨为下焦蓄血。产后外感而血结于下，瘀血在内则新血不生。肝主藏血而开窍于目，肝受血则目能视。今新血不生，肝血不能养目，因而视力下降。服用抵当汤后，瘀血去而新血生，目得肝血之养，故能提高视力，达到治疗目的。

抵当汤在临床上还可用于治疗女性精神分裂症，伴有经血瘀阻者多能取效，其作用机理与桃核承气汤大致相同。抵当汤与桃核承气汤二方，针对下焦蓄血的病机，在适应证上均包括下焦瘀血证与精神情志失常两个方面，同样多运用于妇女，如何将其区分开来是很困难的。尤在泾曾经说：“抵当汤中，水蛭、虻虫食血去瘀之力倍于芒硝，而又无桂枝之甘辛、甘草之甘缓，视桃仁承气汤为较峻矣。盖血自下者，其血易动，故宜缓剂，以去未尽之邪；瘀热在里者，其血难动，故须峻药，以破固结之势也。”这段话为二方之峻缓作了区别，但读后仍有临证难用之感。根据我们的经验，凡下焦蓄血而热大于瘀，其人大便秘结，干燥难下的，则用桃核承气汤；如果瘀大于热，大便虽硬，但排解反而容易，大便色黑如煤，病人善忘或发狂的，则用抵当汤。此外，如果先用抵当汤已经取效，恐多服伤及正气，也可改用桃核承气汤治疗。

34. 栀子豉汤证

虚烦案

王某，男，28岁。病证始于外感，数日后，心中烦郁之极，整日坐卧不安，懊侬难眠，辗转反侧。家人走近与其交谈则挥手斥去，喜独居而寡言，全家人为之惶惶不安。询知大便不秘，但小便色黄，脉数而舌苔薄黄。这种情况张仲景称之为“虚烦”，治当清宣郁火。

生山栀9克　淡豆豉9克

服药后不久，心胸烦乱反而更加严重，继而气机涌逆而作呕吐，伴随全身汗出。家人唯恐服药有误，派人前来询问。被告知服药后得吐而汗出，乃是气机调畅，郁热得以宣透的好现象，其病将愈，不用惊慌。果如所言。

【**解析**】栀子豉汤以善治虚烦证而著称。“虚烦”是一种证候名称，其病理特点为火热邪气蕴郁，而使胸膈气机阻塞不利。“虚’是指无形火热邪气，“烦”是指心烦主证。“虚烦”并非一般的心烦，仲景称之为“心中懊侬”，形容其心中烦乱，难以名状，而又不能制止，无可奈何，往往使人坐卧不安。由于是火郁气结，所以有时可兼见“胸中窒”“心中结痛”或“心烦腹满”等气血郁滞不利的特点，可统称之为“火郁证”。

火当清之，郁当发之，所以用栀子豉汤清宣郁火。栀子苦寒清热，但因其体轻而上行，清中有宣，与芩、连苦降直折不同。凡火热郁而烦者，非栀子不能清，所以丹栀逍遥散及越鞠丸治疗火郁都用栀子而不用其他。豆豉气轻味薄，既能宣热透表，又可和降胃气，宣中有降，善开火郁，同栀子合用治疗火郁虚烦甚为合拍。

服用栀子豉汤后有“得吐”的反应，这并不是药物本身能催吐，而是火郁作解的一种表现形式。因为火热郁于胸膈，气机被困，服药后火郁得以宣发，气机得以伸展，正气拒邪外出，所以会发生呕吐的情况。临床所见，凡是郁烦证情越严重，服药后得吐的机会也就越多。如果郁烦并不严重，那么服药后也有不吐而愈，不可绝对而论。

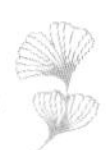

35. 栀子厚朴汤证

(1)虚烦腹满案一

董某,女,37 岁。症见:心中懊侬,不能自控,昼轻夜重,甚则奔出野外空旷之处,方觉稍安,并有脘腹胀满如物阻塞之感,小便色黄,但大便不秘,舌尖红绛,舌根有腻苔,脉弦数。此属心火内盛而有下移之势,然未与肠中糟粕相结。

生山栀 9 克　枳实 9 克　厚朴 9 克

服药一剂而愈。

【解析】本案的辨证要点在于大便不秘。症见心烦而腹胀满,已有阳明胃肠腑气不利之势,所以仍为火郁虚烦证。

(2)虚烦腹满案二

刘某,男,36 岁。心中懊侬,卧起不安,胸中窒闷,脘腹胀满。舌尖红而苔腻,脉弦。辨为气火交郁心胸之证。

生山栀 9 克　枳实 9 克　厚朴 9 克　淡豆豉 9 克

二剂而愈。

【解析】本案与上一案相似,因为心中懊侬,胸中窒闷,所以用栀子豉汤宣郁;病位下及于腹,脘腹胀满,则取枳实、厚朴以利气结。

栀子厚朴汤具有清宣郁热,利气消满的作用。它既可以看做是小承气汤的变方,即由小承气汤去大黄加栀子而成,亦可看成是栀子豉汤与小承气汤合方的化裁。把它们作一下动态观察,就不难发现其间的关系与变化。如下图所示:

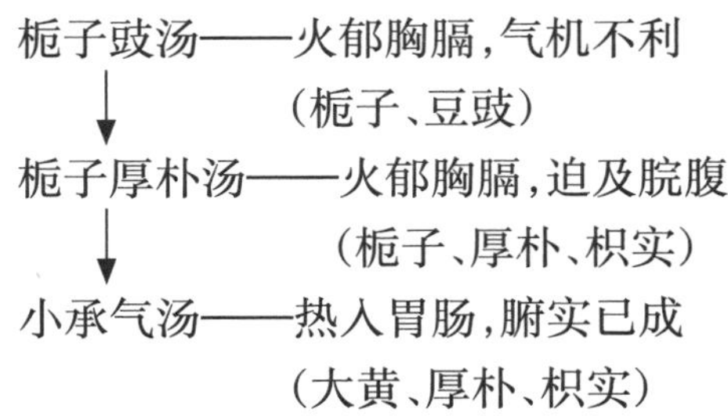

36. 大陷胸汤证

大结胸证案

李某，女，15岁。病起于外感，高热，体温39.5℃，头痛，肢体酸楚。至五六日后，突发上腹部疼痛，午后发热更甚，经某医院诊断为急性腹膜炎，准备收入住院治疗。其父考虑到经济比较困难，转而求治于中医。切脉弦紧有力，舌质红绛而苔腻，皮肤亢热，腹部板硬疼痛拒按，大便已七日未解，小便短赤，时发谵语。此为邪热内陷，与水饮相互凝结而成结胸证，宜急下之。

大黄6克　芒硝6克　甘遂末1克(另包)　冬瓜仁15克　苡米15克　桃仁9克　滑石9克　芦根15克

先煎大黄等物，汤成去滓，纳入芒硝微沸，再下甘遂末和匀，温分二次服下。

初服后约一小时，大便作泻，但不畅快；二服后不久，大便与水齐下，随之脘腹疼痛顿释，发热渐退。嘱令糜粥调养而愈。

【解析】大陷胸汤是治疗大结胸证的主方，泄热逐水的力量较为峻猛，临床施用时要注意药量宜轻，中病即止。尤其是甘遂一物，性猛有毒，难溶于水，不但要注意其用量，而且要用粉末冲服，才能发挥疗效。临床辨大结胸证要抓住以下特征：一是脉沉紧有力；二是胸腹部位硬满疼痛，按之硬如石。因为其病位比较广泛，“从心下至少腹硬满而痛”，所以称之为大结胸。从诊断角度看，仲景所谓的“按之石硬”或“不可近”，一方面说明了病证的严重程度；另一方面则提示医家：凡临证诊疾，有腹部疾患者必须进行腹诊，亲手切按，以别病情。比如大结胸证与阳明腑实证，二者均可出现高热、脘腹疼痛拒按以及大便燥结不下等症状，但如果在腹诊中发现按其腹而石硬，就属结胸证，否则便是阳明腑实证。

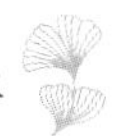

37. 大陷胸丸证

结胸证案

罗某，男，45岁。罗君素有茶癖，每日把壶长饮，习以为常。其人身体肥硕，面目光亮，常以身健而自豪。不料冬季感受风寒，自服青宁丸与救苦丹后，不但无效，反而转为胸中硬痛，呼吸不利，项背拘急，俯仰困难。脉弦有力，舌苔白腻而厚。

此为伏饮久居于胸膈之间，而风寒邪气又化热入里，热与水相结于上而成结胸。

大黄6克　芒硝6克　葶苈子9克　杏仁9克　甘遂末1克(冲服)

用水二碗，蜂蜜半碗，煎成半碗，纳入甘遂末。

服一剂后，大便泻下2次，胸中顿爽。再服一剂，泻下4次，邪气尽出而病愈。

【解析】大陷胸丸由大陷胸汤加葶苈子、杏仁，和蜜为丸而成，用以治疗结胸证病位偏上，邪气结在胸肺之高位，往往可以见到胸胁硬满疼痛、咳喘气急等症。由于邪结较重，非峻猛之药不能攻逐于下，但是由于病位偏高，不能用急剂一下而尽，所以变汤为丸，变峻药以缓用。本案结胸证已具，若制丸药，恐病情急迫，延误治疗；若用汤剂，又与仲景法相违，所以师仲景之法，重用白蜜半碗，取其甘缓之性，使药力留恋于上焦，不致有下之过急而伤正留邪之弊。

仲景用蜜很有讲究，但归纳起来有三方面作用。一是取其甘缓之性，变峻药为缓剂，以汤为丸，适用于两种情况：一种情况是病位偏上，非急剂一下能尽者，如大陷胸丸证；另一种情况是病者体质虚弱，不耐峻药攻伐者，如麻子仁丸证。二是取蜜之甘味，甘能解毒，与毒药相配，可以监制其毒性，如《金匮要略》治疗寒湿历节疼痛的乌头汤以及治疗寒疝腹痛的大乌头煎等。三是取蜜之甘润且有滑利滋燥的作用，运用于胃肠津燥失润引起的大便秘结，如蜜煎导方。

38. 小陷胸汤证

小结胸证案

孙某，女，58 岁。胃脘疼痛，按之加甚，且心下部位有一包块外鼓，大如鸡蛋，按之濡软而不硬。饮食正常，但大便不爽，舌质红苔黄，脉弦滑。《伤寒论》说："小结胸病，正在心下，按之则痛，脉浮滑者，小陷胸汤主之。"

糖栝蒌 30 克　黄连 9 克　半夏 9 克

服药二剂后，大便泻下黄涎许多，尔后胃痛止而包块消。

【**解析**】小结胸证是由于痰热邪气凝聚于胃中，阻塞气机所引起。"正在心下，按之则痛"是本证的诊断依据。由此可见，大、小结胸证的主要区别在于病变范围的大小不同，也正是由于病位大小不同，所以要采用不同的方药治疗。

39. 大黄黄连泻心汤证

（1）鼻衄案

孙某，男，62 岁。经常性鼻衄，达 6 年之久。近日鼻衄又犯，出血量较多，伴见心烦不眠，心下痞满，小便色黄，大便秘结，舌质发紫，舌尖红赤，脉弦数。此心胃火炽，上犯阳络，当泻火气以安血络。

大黄 6 克　黄连 6 克　黄芩 6 克

用沸开水泡渍，代茶饮服，一剂而愈。

（2）齿衄案

刘某，女，30 岁。齿衄半个多月，心烦，夜寐多噩梦，小便黄赤。舌质红，苔薄黄，脉滑。以泻心火为先。

大黄 6 克　黄连 6 克　黄芩 6 克　二剂。

服药后小便黄色加深而味浓，随之衄血明显减少。此热从小便而去，

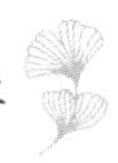

改用清胃滋阴之法。

生石膏15克　知母9克　竹叶10克　粳米10克　玄参12克　生地10克　龙骨10克　牡蛎10克　炙甘草6克

四剂后，诸证皆消。

【解析】大黄黄连泻心汤是治疗火热邪气痞结于心下而致"火热痞"的一张名方。仲景用"心下痞，按之濡，其脉关上浮者，大黄黄连泻心汤主之"20余字，就把"火热痞"的病机、病位、病性、主要脉证、治则与方药概括无遗。但是，临床辨证时仅仅据此还是很不够的，往往需要参考一些其他症状，如火热邪气上扰，多见心烦，或衄血、吐血、咳血等；火热邪气迫于小肠，则小便黄赤；火热痞塞心下，影响胃肠气机不利，可见大便秘结或大便不爽。此外，舌质红绛、苔黄等也常可见到。如果能综合多方面的火邪表现，结合主证主脉，则可准确无误地作出判断。

从上面两个案例可以看出，本方对于火热邪气引起的出血治疗效果是很好的，唐容川在《血证论》中治疗血病的第一张方子就是此方。但是，唐容川使用的是煎煮方法，与《伤寒论》的沸水泡渍法不同。《伤寒论》要求"以麻沸汤二升渍之须臾，绞去滓，分温再服"。这种方法的主要目的是取药物寒凉之气以清中焦无形之邪热，而不取其苦泄之味以防直走胃肠。唐容川用煎煮法，是从《金匮要略·惊悸吐衄下血胸满瘀血病篇》中的"泻心汤"而来。泻心汤的药物组成及剂量与大黄黄连泻心汤都一样，但仲景的煎煮方法要求"顿服"，治疗由于"心气不足"所致的吐血、衄血，目的在于取其味厚力大而清泄血分之热。所以，虽然药物的组成相同，但是煎服法不同，则其效应也各不相同。

(3)牙痛案

吕某，男，54岁。与妻子争吵之后，火气上攻，牙痛腮肿，吟痛之声闻于房外。视其牙龈红肿，舌质红而苔黄，脉弦大有力。询知大便已二天未解。

大黄9克　黄连9克　黄芩9克

沸水泡服。一剂后大便日泄4次，牙痛立释。

(4)惊狂案

某司机患精神分裂症，十多天昼夜不眠，惊惕烦躁，怒目视人。病从气恼而起，气火充斥三焦，大便已六日未解，口中臭秽。舌苔黄厚，脉洪大。

服大黄黄连泻心汤一剂，平平无奇；又服一剂后腹痛欲泻；待三剂服尽后，大便泻下较多，烦躁虽有减轻但仍处亢奋状态。

于是增加大黄剂量至 15 克，药后大便畅泻，夹黏滞物甚多，顿时便觉神疲思睡。卧于床上熟睡二天，醒后神志清爽，已复常态。

【解析】大黄黄连泻心汤由于组方用大黄、黄连、黄芩三味药物，所以又俗称为三黄泻心汤。本方虽然见于《伤寒论》中，但很可能由伊尹所创制。在医学史上，伊尹是中医最早的方剂学著作《汤液经》的作者，所以后世医家将本方称为“伊尹三黄泻心汤”。从文献记载来看，最早用本方治疗疾病的医家是西汉的淳于意，用其治疗中下俱热的“涌疝”证，这在《史记》中有详细的描述。书中将此方称为“火齐汤”（“齐”字通“剂”），因而，三黄泻心汤很可能就是专门治疗火热病证的火剂门之主方。此方传至东汉末年，被张仲景收入《伤寒杂病论》之中。到了宋朝，《和剂局方》明确指出本方具有泻三焦实热的功效，是火剂中的代表方，可以治疗“丈夫、妇人三焦积热，上焦有热，攻冲眼目赤肿，头项肿痛，口舌生疮；中焦有热，心膈烦躁，不美饮食；下焦有热，小便赤涩，大便秘结。五脏俱热，即生疽疖疮痍。及治五般痔疾，粪门肿痛，或下鲜血……小儿积热，亦宜服之”。所以，现在临床上常用其治疗火气内盛，上攻外达所引起的各种火热病证。

（5）脱发案

余某，男，42 岁。患脂溢性脱发，每日晨起枕头旁落发成片，用梳子梳头时头发脱落更多，头顶部毛发稀疏见秃，头皮瘙痒难忍，以手指搔而嗅之，有一股难闻的臭味。舌质红绛，脉数。辨为心火上炎，血不荣发。

大黄 6 克　黄连 6 克　黄芩 6 克　三剂。

服药后小便色黄如柏汁，大便泻利，热从二便而去，从此头皮痒止而发不再落。

【解析】发为血之余，而心主于血。心火内盛则血热，血热则不能荣于毛发，发根不固所以脱落。用三黄泻心汤泻心火而凉血，所以能坚固毛发，这也是不治而治的一种体现。

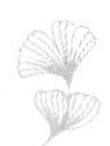

40. 附子泻心汤证

上热下寒案

宋某，男，48岁。患腰以上汗出而心烦，但腰以下无汗而发凉。伴遗精，阴部发冷，阴茎回缩，大便稀溏，每日一次。舌质黯红，脉沉滑。

此属阴阳不和，上下水火不相交济。治宜清上温下，交通心肾阴阳水火。

制附子10克（水煎煮）　大黄　黄连　黄芩各6克（沸水泡渍）

上药和汁兑服，二剂。

服药后大便每日二三次，但不稀溏，下肢已由凉转温，汗出心烦止，梦遗阴缩消，只有阴部仍然有凉冷的感觉。舌边尖红，脉沉。这是属于火热邪气已清，但阳气尚未遍达周身之象，再投以四逆散原方三剂而愈。

【解析】本案临床表现寒热错杂，热为真热，寒亦是真寒，临床上辨证治疗均比较困难。一般来说，上焦郁热极容易导致下寒，这是因为人体内的阴阳是处在一个相对平衡的状态，如果在上的阳气被郁而不能下达，则必然导致下焦的阳气不足而生内寒。所以用附子泻心汤，专煎附子以温下寒，另渍三黄以清上热，这样一来，寒热之药异其气而生熟之品异其性，药虽同行而功则各奏，使阴阳调和，水火交济，则诸证自愈。

附子泻心汤由大黄黄连泻心汤加炮附子而成，《伤寒论》中用来治疗“心下痞，而复恶寒，汗出者”，其病机特点是火热邪气内盛而人体真阳又虚。从表面看来，这是一种不相协调的矛盾对立，阳盛则热，阳虚则寒，为什么阳虚能与热邪同存于一体之中？如果从上下水火阴阳既济系统来看，中焦气机不能斡旋于上下，固然能产生上热下寒的格局。但是，如果从阳气与邪火的关系上来理解附子泻心汤证，似乎更能触及病变的本质。《素问·阴阳应象大论》说：“壮火之气衰，少火之气壮。壮火食气，气食少火；壮火散气，少火生气。”这段话为我们理解邪气与阳气的关系提供了理论依据。“少火”（即生命活动之火）是周身阳气产生的根源，是维持人体正常生理活动的基本保证，所以说“少火生气”。而“壮火”（即“邪火”）则是“少火”的克星，它不但能“食气”，而且能“散气”。在邪火内盛的病理情况下，如果它不断地蚕食人体的“少火”，就能逐渐导致阳气虚衰。阳愈衰则火愈盛，火愈盛则阳愈衰，形成了一个不良的循环体，而在这个循环体中，邪火旺盛是最为关键的因素。所以，如果要打破这个循环体，恢复人体的阳气，单用扶阳的方法显然是达不到目的的，只有在消除邪火的同时，采用温补阳气的方法，双管齐下，才能收到良好的效果。也就是说，只有在“壮火之气衰”的前提下，才能使“少火之气壮”，这也正是附子泻心汤一方面用三黄清热泻火，另一方面用附子温补真阳的治疗主导思想。用这种观点来认识附子泻心汤证的病机形成原理以及附子泻心汤的组方原则，对于在临床上更好地把握本方的运用无疑是有益的。

又附：治验二则

案一：佟某，女，26岁。患大便干结，数日一次，腹不满，牙床肿痛，口腔溃烂，口渴欲饮，小便黄赤。至午后日暮之时则头面烘热而赤，此证每月一发，多在月经来潮之前，病已一年。始以为胃肠燥热，欲投以调胃承气汤。待视其舌，舌质淡嫩有齿痕，苔白润，脉沉。舌脉与证不合，分明有阳虚之征，于是又仔细询问，方知平素形寒肢冷，汗出恶风，且心下痞，月经提前，量少而色黯，伴腹痛。此属上热下寒证。

制附子12克（水煎煮）　大黄　黄连　黄芩各6克（沸水泡渍）

和汁兑服，三剂。

服药后牙痛、口渴、汗出、心下痞等症均消，大便转常。按往常月经应提前而至，但此次没有提前。上方加附子为15克，又服三剂后，月经按期而至。

案二：李某，男，30岁。素有胃病，胃脘痞胀，胃中嘈杂如火烧灼，心烦不寐，口腔内黏膜及舌体溃烂，全是一派心胃火热之象。舌质反而淡嫩有齿痕，苔薄白。再询其症，尚有周身乏力，时时畏寒，精神不振，性欲淡漠，纳谷不香，大便稀溏等。切其脉弦而滑。证有寒热，俱非虚假，当以清火温阳之法治疗。

制附子10克（另包单煎）　大黄　黄连　黄芩各6克（沸水泡渍）

和汁兑服，六剂。

药后胃脘痞胀及烧灼感均消，口疮愈合。但仍畏寒，大便每日二三次，续上方加大附子剂量为15克，又服三剂后，精神大振，体力增加，大便转常，诸症随之而安。

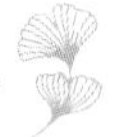

41. 半夏泻心汤证

痰气痞案

张某，男，36 岁。平素嗜好饮酒，常饮又多饮，日久之后，酒湿内伤，脾胃失运，中气不和，痰从中生，影响中焦气机升降失调，而成心下痞满之证。伴见恶心呕吐，大便稀溏，每日三四次。虽经多方治疗却难以收功。舌质红，苔白，脉弦滑。此属痰气交阻而成痞，治宜半夏泻心汤。

半夏 12 克　干姜 6 克　黄连 6 克　黄芩 6 克　党参 9 克　大枣 7 枚　炙甘草 9 克

服一剂，大便泻出白色黏液甚多，呕恶大减。再一剂，痞、利俱减。四剂尽而病愈。

【解析】本案辨证时抓住心下痞而确定为泻心汤证；根据恶心呕吐及有嗜酒酿痰的病史而确立为痰气痞，所以服用半夏泻心汤后从大便泻出许多白色痰涎而愈。可见古人所谓半夏泻心汤治疗"痰气痞"这一说法并非虚妄。

"心下痞"是临床常见的一种病证，是指病人感到心下（相当于胃之上脘）部位有一种痞塞不通的不适感，而医生采用触按的方法时，一般没有触痛或按痛感。所以，这与结胸证的"正在心下，按之则痛"或"从心下至少腹硬满而痛，不可近者"有明显的区别。

因为病位在"心下"，处于中州，为上下气机升降的交通要道，任何原因，只要能导致中焦气机升降失常而痞塞于心下，都能产生心下痞。所以，从病机上说，心下痞属于无形之气机痞塞于中焦，与有形实邪凝结于胸中而导致的结胸证截然不同。《伤寒论》第 151 条所说"按之自濡，但气痞耳"，指出了心下痞的证候特点及病机关键。尽管病人自我感觉到心下堵塞，痞闷难忍，但医生按之却濡软而不坚硬疼痛，其主要机理是内无有形之实邪。根据临床所见，一般来说，心下痞的病人腹部总是柔软的，虽然个别病人亦会有按之疼痛的感觉，但绝不像结胸证那样按之石硬，痛不可近。极少数病人有时会在心下部位鼓起一小包，按之则消，抬手又起，这叫做气包，仍属于心下痞范畴，在临床上均需加以注意。另外需要说明的是，"心下痞"是一个医学术语，病人在叙述症状时往往诉说为胃脘堵塞，如有物内阻，严重者只能端坐而不能俯身。正确地理解病人的自我感觉，对于准确辨证是很有好处的。

脾胃虚弱，气机升降失常是心下痞的发病基础。脾气不升则寒从内生，胃气不降则热从内起，这样又进一步导致了寒热之气错杂于中焦，所以这一类心下痞又往往被称为“寒热错杂痞”。半夏泻心汤是治疗寒热错杂痞的代表方。本方集寒热补消之药于一体，能清上温下，辛升苦降，目的在于调和脾胃功能，恢复气机之升降以消痞塞。由于本方以半夏为主，具有化痰和胃降逆之功，所以本方针对“痰气痞”而设立。痰气内阻，容易引起胃气上逆而发生恶心、呕吐或呃逆等症，所以本方临床辨证的特点是以胃气上逆为主。至于内挟水饮的“饮气痞”，以及客气上逆的“客气痞”，则分别用生姜泻心汤和甘草泻心汤治疗。

又附：胃痛案

路某，女，27 岁。有胃病史二年多，近来胃痛频发，心下痞满，按之濡软，恶心，不欲食，大便失调而肠鸣，舌体胖嫩，苔白，脉弦。

疏以半夏泻心汤原方。

三剂后胃痛止，心下痞消，恶心减，肠鸣失。但食谷仍少，续服上方三剂而安。

42. 生姜泻心汤证

（1）水气痞案一

苏某，女，28 岁。自 1982 年生育后得心下痞证，至今已 4 年。心下痞而鸣响如雷，伴腹胀，小便不利，干呕不渴，常有低热，大便正常。他医曾用苓桂剂、柴胡剂及香砂六君子汤等方药治疗，皆无寸功。舌质红苔薄腻，脉弦。此属水气凝滞于中，脾胃气机失和。

生姜 12 克　干姜 3 克　黄连 6 克　黄芩 6 克　党参 10 克　茯苓 15 克　半夏 10 克　炙甘草 6 克　大枣 10 枚　五剂。

服药后诸证均有明显减轻，上方加竹茹、陈皮，续服六剂，诸证皆消，

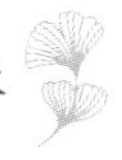

数年顽疾告愈。

(2)水气痞案二

丁某,男,47岁。患心下痞满,时而隆起一软包如鸡蛋大小,按之而痛。两胁下鸣响不适,嗳气频作,口苦纳减,并见面目浮肿,小便不利,大便不成形,每日三四次。舌苔白厚,脉沉弦滑。证属脾胃不和,寒热之气痞塞于中,兼挟胁下有饮气。

生姜12克　干姜3克　黄连4.5克　黄芩4.5克　党参9克　茯苓18克　半夏9克　炙甘草6克　大枣12枚

仅服两剂则诸证悉减,心下隆起之包块平消未作,小便利而饮食增。上方又服六剂而安。

(3)呃逆案

郭某,男,46岁。患呃逆证八个多月,呃逆频作,顽固不休,以致不能坚持工作。曾服丁香柿蒂汤、旋覆代赭汤及香砂六君子汤等无效。神疲乏力,大便稀溏,每日一二次,脉沉弦无力,舌苔润滑。上有呃逆之气,下有泻利之情,此必先病其中,脾胃升降失司。用手按其心下,告知有堵塞之感,当按心下痞证治疗。

生姜12克　干姜3克　半夏12克　黄连6克　黄芩6克　党参10克　炙甘草6克　大枣7枚　刀豆子10克

连服六剂,呃逆不作,心下痞与便溏均消,从此病愈。

(4)失眠案

马某,女,50岁。患失眠证,每夜只能入睡二三小时,而且乱梦纷纭,白昼则头晕神疲。舌苔滑腻,脉弦滑。初诊用温胆汤不效,再诊时,知其大便稀溏,每日二三次,伴心下胀闷不舒,时有嗳气,由此而知病根在于脾胃不和。张景岳曾指出:“今人有过于饱食或病胀满者,卧必不安,此皆胃气不和之故。”

生姜12克　干姜3克　半夏10克　黄连6克　黄芩6克　党参10克　炙甘草10克　大枣7枚

服药六剂后,夜寐稍安,心下痞减;又服六剂,夜寐基本恢复正常,大便成形,饮食有味,患者称谢告愈。

【解析】生姜泻心汤即半夏泻心汤加生姜并减少干姜的用量而成，其组方原则亦属辛升苦降甘调之法。但本方重用生姜，加强了消水散饮的作用，所以治疗重点在于胃中不和而挟水饮，在《伤寒论》中被称之为"胃中不和……胁下有水气"。"胁下有水气"，一方面指出了本证的病机与水气有关，另一方面说明水气可以停留于胁下，临床可见到胁下胀满或疼痛等症。此外，水气的临床表现还有小便不利、下肢浮肿等。所以，临床上凡见有心下痞，嗳气，下利，腹中鸣响，胁下疼痛，或下肢浮肿，小便不利者，服用本方多有良好效果。如果水气比较明显，还可在方中加入茯苓，以增强健脾利水的作用，疗效更佳。

43. 甘草泻心汤证

狐惑病案

刘某，女，32岁。病变及于上中下三部，上则口腔颊部黏膜经常溃疡，糜烂疼痛难愈；中则心下痞满，饮食乏味；下则前阴黏膜溃破，疼痛瘙痒难忍。小便自可，大便成形但每日2次。

此属脾虚不运，气痞于中，湿气下流又成𧏾毒之害。

炙甘草12克　干姜9克　黄连6克　黄芩9克　党参9克　半夏10克　大枣7枚

此方共服十余剂，则诸证逐渐得愈。

【解析】甘草泻心汤的药物组成与半夏泻心汤同，但重用炙甘草为主药。重用炙甘草有两个意义：一方面能补中益气，加强补益脾胃的作用；另一方面能甘温除热。张仲景用甘草泻心汤治疗两种病变。其一，《金匮要略·百合狐惑阴阳毒病篇》中用本方治疗狐惑病。狐惑病的特点是上下溃烂，"蚀于喉为惑"，是指咽喉糜烂，声音嘶哑；"蚀于阴为狐"，是指前后二阴腐蚀溃烂。上下之变，必从中焦求之。因为中焦脾胃是上下水火之道，所以，善治者调其中焦以治上下，这就是本案用甘草泻心汤取效的道理。但作为半夏泻心汤的变方，甘草泻心汤治疗的第二种病变是脾胃虚弱而内生虚热的心下痞证。这种心下痞往往伴有心烦不安、胃中嘈杂

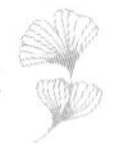

等虚热病证，以此作为与其他两个泻心汤的鉴别。

由此可见，仲景设立以半夏泻心汤为首的三个泻心汤方，实际上为内科治疗胃病开辟了一条途径。临床所见各种胃炎、肠炎以及溃疡病，若属单纯胃寒或胃热均不难治，若遇寒热错杂则较为困难。但只要熟悉三个泻心汤的不同特点而善用之，则随手拈来，有方可施。

又附：心下痞案

郝某，女，70岁。患心下痞而胃中嘈杂已四五年，屡经中西医治疗而不效。伴口苦，大便数日一次，舌质淡红，苔根腻，脉弦细。服甘草泻心汤原方：

炙甘草10克，半夏15克，黄连6克，黄芩6克，党参6克，干姜10克，大枣10枚。

三剂后诸症明显改善，苔黄已去，大便调畅。原方又服三剂而安。

44. 旋覆代赭汤证

呃逆案

黄某，女，12岁。曾患脑膜炎，经治疗后已愈，遗有呃逆一证，伴不欲饮食。前医以为温病伤阴，用五汁饮及叶氏益胃汤等，反添胃中发凉之症。舌苔白略腻，脉弦无力。此胃脘阳虚，津聚为饮，内挟肝气上逆所致。

旋覆花9克　代赭石6克　生姜15克　党参6克　半夏9克　大枣7枚　炙甘草6克

服药三剂后，呃逆止，胃冷除而饮食增。方中又加茯苓15克、陈皮9克调治，四剂而安。

【**解析**】温热病后期，虽然以伤阴为多见，但也不乏胃气受损者。呃逆而不欲饮食，反映了胃气虚弱而上逆；仲景之法，用糜粥调养，日久之后中气渐复而病能自愈。他医用五汁饮、益胃汤等甘寒之品，反伤中气，所以增添胃中发凉。旋覆代赭汤能调和脾胃，降逆平冲，消散痰饮；治法与病机相应，所以效如桴鼓。

旋覆代赭汤的组方以旋覆花为主，花者质轻在上，有上行的特点，而旋覆花味咸又有下降的作用，能升能降，所以既能疏肝利肺，又能消散凝结之气。代赭石为矿物药，入肝经而有镇肝降逆的作用，使肝气条达下行为顺，所以用量宜小而不宜大，以免其质重直走下焦，影响疗效的发挥。从临床上看，旋覆代赭汤特别适用于妇女因情绪波动而引起的肝胃失和病变。

45. 黄连汤证

（1）久利案

李某，男。患大便下痢挟有红白黏液，每日三四次，且里急后重已一年多，伴恶心呕吐，腹痛，各处就医无效。舌质红而苔白，脉弦滑、按之无力。此乃寒热错杂之邪，分据脾胃上下，若纯用寒药治热，或纯用热药治寒，皆不能奏效，必须寒热并治。

黄连 9 克　干姜 9 克　桂枝 9 克　半夏 9 克　党参 6 克　大枣 7 枚　炙甘草 6 克

前后共服六剂，一年之病从此而愈。

（2）上热下寒案

侯某，女，55 岁。患上热下寒证，每于进食后约一小时，胃气上逆而泛恶吐酸，胸中懊闷疼痛；同时伴见腹痛肠鸣，大便溏稀。舌淡苔白，脉弦。黄连汤主之。

黄连 10 克　干姜 7 克　桂枝 9 克　炙甘草 10 克　党参 10 克　半夏 10 克　大枣 5 枚

服药五剂，寒热之证尽愈。

【解析】黄连汤由半夏泻心汤减黄芩加桂枝而成。虽然取意于泻心汤，但立法则与之有别。黄连清胸中之上热，干姜温脾胃之下寒，妙在加桂枝下气降冲，宣通上下，而使气机调顺。

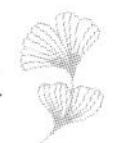

又附：肠痈案

吴某，女，30岁。患右侧少腹疼痛已4天，喜温喜按，大便稀溏，每日二三次，时时欲呕。脉弦，舌质淡而苔黄。西医诊断为慢性阑尾炎急性发作。血象：白细胞 12×10^9/L。从其舌脉证来看，既非单纯热凝，亦非单纯寒结，初用连理汤虽然有效但不明显，后用黄连汤治疗。

黄连9克，干姜6克，桂枝6克，党参9克，半夏9克，大枣7枚，炙甘草6克，黄芩6克。

服药三剂后，诸证皆退。

46. 黄芩汤证

热利案

王某，男，28岁。初夏迎风取爽受凉后，病头痛而身热，经治表证已解，但出现大便下痢，肛门灼热，每日四五次，伴腹中疼痛，里急后重及口苦、恶心等症。脉弦数而滑，舌苔黄白相杂。此属少阳经热内注于胃肠，以致腑气不和。

黄芩10克　白芍10克　大枣7枚　炙甘草6克　半夏10克　生姜10克

服药三剂而愈。

【**解析**】黄芩汤证，《伤寒论》虽然说属于“太阳与少阳合病”，但仍然以邪热郁于少阳为主。少阳有邪，则胆气郁而不疏，最易横犯胃肠，上逆于胃则呕吐，下迫于肠则下利。又因为少阳疏泄不利，气机不畅，所以下利往往兼有大便不爽、下重难通、肛门灼热等症。黄芩苦寒，善清少阳郁热；芍药苦酸，能益阴柔肝，以制少阳木气之横逆。二药相合，是治疗热性下利的主药。现代临床上多用黄芩汤治疗热利，后世治疗痢疾的著名方剂“芍药汤”即从黄芩汤演化而来，所以汪昂的《医方集解》称黄芩汤为“万世治痢之祖”。

47. 白虎汤证

(1)高热案

孙某,女,3岁。患女出麻疹后,高热不退,伴见汗出,一身未了又出一身,汗虽多而热不消,口干舌燥唇焦,频频饮水不止。舌苔薄黄,脉滑数。此属阳明气分大热,迫津外渗,若不急治,恐有津亡痉厥之变。

生石膏30克　知母6克　炙甘草6克　粳米一大撮

服药一剂,即热退身凉,汗止脉和而安。

(2)热厥案

郑某,男,22岁。外感时令邪气,高热,口燥渴,神志昏糊,睡时呓语频作,手足厥冷,小便色黄,大便尚能通畅,脉洪大有力,舌质绛红苔黄。此属"热厥",而有内闭心包之势,治当辛寒重剂,急清邪热;少佐芳香开窍,以杜邪气逆传心包。

生石膏30克　知母9克　炙甘草6克　粳米一大撮　广角3克　连翘心3克　菖蒲3克　郁金3克

服药仅二剂,热消厥退,神志清醒。

(3)汗多案

刘某,女,5岁。出麻疹后,发热不退,周身大汗淋漓,口舌干燥,渴喜冷饮,舌质红,苔薄黄而干,脉滑大。阳明热邪弥漫内外,尚未敛结成实。但汗出多必然伤津,舌红而干,已知邪热有深入营分之势,治疗宜清气分热邪为主,兼顾营分阴液。

生石膏34克　知母6克　炙甘草6克　粳米一撮　生地6克　丹皮6克　二剂。

服药后,汗止热退而愈。

【解析】白虎汤是为阳明气分热邪内盛,弥漫全身,充斥内外而设,仲景称为"热结在里,表里俱热"。在临床上以大热、大汗、大渴、脉来洪大等作为白虎汤证的辨证要点。因为热邪炽盛于气分,蒸腾内外,所以发热程度比较严重,而且是"不恶寒,反恶热",这是阳明发热与太阳发热的主要

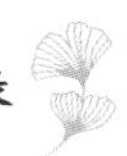

鉴别点。在发热的同时，往往伴随着汗出，由于这种汗出是里热蒸腾逼迫津液外渗所引起，所以往往汗出不断，这在《伤寒论》中被称为“濈然汗出”，即汗出擦干未几又出一身，随擦随出。

麻疹出后，犹高热不退，汗出而渴，脉洪大或滑数者，反映了邪未解，气分之证已明，再用宣透之法无济于事，所以用白虎汤清泄气分邪热则愈。如果疹出不透，内陷于肺而引起高热、喘咳、肩耸鼻煽，这是气分之热在肺而不在胃，所以不用白虎汤清胃而用麻杏甘膏汤清肺透热。古人用麻黄不分寒热，而重在配伍：小青龙汤中，麻黄配干姜则治寒喘；麻杏甘膏汤中，麻黄配石膏则治热喘。寒热不同而用麻黄则一，突出了麻黄治喘的特效。

（4）误用石膏救逆案

曾治一外感患者，发热一直不退，认为是卫分温邪所致，投银翘散辛凉解表无效，又在银翘散中加入生石膏，患者服药后不但发热未退，反而又出现神昏谵语等险象。经人介绍，请来某老医生会诊。老医生视方叹曰：风寒束表反用辛凉重剂，冰遏阳气，迫使表邪内犯，非刘君一人医门，比比皆是也。

老医生乃用雄鸡冠血数滴溶合黄酒、蜂蜜少许，加温服下。

覆被取汗后，前胸后背发出一层白色疹子，热退神安而愈。

【解析】白虎汤具有很强的清热作用，这种作用主要归功于石膏。石膏的清热作用主要适用于阳明气分热邪，所以，必须是热邪已经入里，方可放胆使用。如果“发热无汗，其表不解”，必须禁用。误用就会导致冰伏邪气，引盗入室的危险。吴鞠通《温病条辨》把白虎汤当作辛凉重剂，认为用之不当，祸不旋踵。他说：“白虎本为达热出表，若其人脉浮弦而细者，不可与也；脉沉者，不可与也；不渴者，不可与也；汗不出者，不可与也。”说明凡邪热不盛之脉证，都不能操之过急，诚恐无热用清反有倒戈之变。另外，邪热既已入里，用白虎汤清热，犹应观其脉证加减化裁，则可一举而收功，不然，顾前不能瞻后，必然失于主动。如郑案神糊呓语，不必待其神昏谵语则佐以广角、菖蒲、郁金、连翘心等以开心窍；刘案舌红而干，不必待其舌绛发斑则佐以生地、丹皮以救营阴，都是因为能见微知著，当机立断，所以能防变于治疗之先。

48. 白虎加人参汤证

消渴案

李某，男，52岁。患者有糖尿病史。口燥渴多饮，饮水后复渴，有饮水不能解渴之势。虽多饮但小便却黄，纳食减少，神疲体乏，大便正常。脉大而软，舌质红无苔。证属肺胃热盛，气阴两伤所致，治疗当以清上、中之热而滋气阴之虚为宜。

生石膏40克　知母10克　炙甘草6克　粳米一大撮　人参10克　花粉10克

上方服五剂后，口渴大减，体力与精神均有好转。转用益胃阴法：

沙参12克，玉竹12克，麦冬30克，天花粉10克，知母6克，太子参15克，甘草6克等。

连用十余剂，证情逐渐稳定，遂改用丸药巩固疗效。

【解析】白虎加人参汤，清热之中兼能益气养阴，功用全在人参一物，能大补元气而生津止渴。本方证与白虎汤证的主要区别在于津液匮竭，而又元气大伤，口中燥渴程度特别严重，《伤寒论》描述为“大渴，舌上干燥而烦，欲饮水数升者”。若只用白虎汤清热止渴不足以治其本，还必须加用人参益气生津方能达到治疗目的。

49. 白虎加桂枝汤证

(1)温疟案

张某，女，32岁。新产后才九日，即外出产房，因而感受风寒，起病突然，寒战振栗，继而身半以上汗出，烦热难忍，身半以下无汗，反觉寒冷彻骨。口干渴能饮，其人面色红赤，左额头疼痛，但项背恶风。脉浮大，舌质红绛，苔薄白。

合而观之，知其人素体阳热内盛，值新产之后，血气虚弱，风邪乘虚而

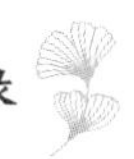

入。阳热内盛，因风邪诱发而壅聚于上，气不能下达，所以出现上热下寒、内热外寒的情况。治疗必须内清其热，外解其风。

生石膏 30 克　知母 10 克　炙甘草 6 克　粳米一大撮　桂枝 6 克　白薇 10 克　玉竹 10 克

服药仅一剂，诸症霍然而愈。

【解析】《金匮要略·疟病篇》说："温疟者，其脉如平，身无寒但热，骨节疼烦，时呕，白虎加桂枝汤主之。"温疟证的产生机理是本有伏热在内，因感受时邪引发外出；尤在泾认为是"邪气内藏肾中，至春夏而始发，为伏气外出之证"。药证与病机相合，所以一剂而愈。

（2）更年期综合征案

赵某，女，50 岁。月经周期紊乱，近半个月来经量或多或少，近日又出现阵发性的肢体颤抖，周身疼痛不适，伴见面色潮红，烘热汗出，失眠，口苦，渴喜凉饮。舌质红，苔薄黄，脉弦略数。

西医诊断为更年期综合征。中医辨证属于阴分不足，内热蕴于阳明而外盛肌表。治用白虎加桂枝汤清热滋阴，解肌以和营卫。

生石膏 30 克　知母 10 克　桂枝 10 克　粳米 10 克　炙甘草 10 克三剂。

服药后显效，身已不抖不痛，夜寐转佳，但仍喜凉饮。上方去桂枝，加生地、玄参、龙骨、牡蛎，再进六剂后，诸症悉平。

【解析】白虎汤原可清阳明气分之热，加桂枝透邪外出，使其溃不成军，邪热势孤则愈。本方之妙，在于石膏与桂枝相配。综观《伤寒杂病论》，仲景将石膏配桂枝主要用于两大方面：其一，内有水饮邪气，日久郁而化热，形成饮中挟热之势，用桂枝通阳化饮，配石膏以清饮中之郁热，如小青龙加石膏汤证、木防己汤证等；其二，寒邪外束，内有伏热，形成"寒包火"之势。"寒包火"，一是先感于寒，寒邪闭遏使阳气不宣，以致郁而化火；二是先有伏热在内，复又外感寒邪，以致伏热不得外达。前者如大青龙汤证，后者如白虎加桂枝汤证，只要具有"寒包火"之证机，就必须用石膏清其内热，桂枝引其邪热而外出。

50. 白虎加苍术汤证

湿温高热案

周某，男，24 岁。病高热，头痛身疼，胸中满闷，恶心不欲饮食。曾注射“安乃静”二支，汗出较多但发热却不退，体温持续在 39.6℃上下，有时呕吐，夜寐则呓语。脉浮数，舌苔白腻。初用三仁汤以清利湿热，服药后发热未消，而体痛不可耐，患者家人催促再诊。脉转濡数，舌质红，苔黄白杂腻，面色红赤，口渴思饮，足胫反冷，小便黄赤，大便不燥。

细审此病，曾经发汗，津液受损可知；口渴喜饮，睡则呓语，热在阳明无疑；然而发热虽甚但身反无汗，而且身痛沉重，胸满作呕，足冷尿黄，舌苔又腻，则热中挟湿之情昭然若揭。此证非白虎汤不足以清其热，非苍术不足以化其湿浊。

生石膏 30 克　知母 10 克　苍术 10 克　粳米一大撮　炙甘草 6 克

服药仅一剂，则热退痛止，诸症迎刃而解。

【解析】白虎加苍术汤出自《伤寒类证活人书》，治疗湿温病，症见身重、胸满、头疼、妄言、多汗、两胫逆冷等；用白虎汤清气分热邪，加苍术燥热中之湿。临床用本方治疗湿温气分高热甚有疗效。

又附：湿温高热案

曾治一患者，高热不退，午后为甚，住院治疗已一周多，曾服用三仁汤、银翘散等方药，并注射各种抗生素皆无效。症见汗出多，但热不能随汗出而外越，扪其额头，其热不扬，伴见渴欲饮水，头痛且重，小便黄短，舌质红苔黄腻，脉滑数。

从辨证角度分析：高热，汗出，口渴，脉滑数，白虎汤证俱；但发热以午后为甚，其热不扬，且头重痛，小便黄短，舌苔腻，内有湿邪相挟为患。

用白虎加苍术汤原方，服药二剂后，热退身凉而安。

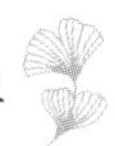

51. 调胃承气汤证

久利案

安某，男，38 岁。患慢性痢疾一年多，大便每日三四次，兼挟黏液，有下坠感，伴腹胀肠鸣。舌质红苔黄，脉弦。先按厥阴下利治疗，用白头翁汤加白芍、麦冬，二剂后大便黏液明显减少，但仍腹胀肠鸣而下坠。

此属热结阳明胃肠，气机不利，通因通用，宜从调胃承气汤法。

大黄 9 克　风化硝 9 克　炙甘草 9 克　白芍 15 克　川楝 9 克　青皮 9 克

服药一剂后，大便泻出黄黑色粪垢甚多，顿觉腹中宽适。宗前法用调胃承气汤原方又一剂，诸症皆消。

【**解析**】承气者，用以承顺胃肠六腑之气机。胃肠六腑之气不顺，责在内有邪气凝滞。大、小、调胃三承气汤都能攻逐胃肠六腑凝滞之邪，所以皆能承顺气机下行。病有大便硬结，腹满腹痛者，是由于腑气不利；有大便下利，腹满腹痛者，亦由于腑气不利。所以，三承气汤不但能治大便硬结，又都能治疗大便下利。用三承气汤治疗胃肠实热内结的大便硬结易明，但用此三方治疗大便下利却不易明。大、小、调胃三承气汤，药味各异，剂量不同，煎服方法亦各有特点，所以治疗有大小轻重缓急之分。如下利后重，腹胀疼痛俱盛者，证情急迫较重，用大承气汤；下利后重，以腹胀为主者，用小承气汤；下利后重，虽有腹胀而证情轻缓者，用调胃承气汤。由此可见，承气汤的主要作用在于逐邪通腑，凡下利后重，以腑气不利为主，有明显腹部胀满表现者，切其脉沉滑有力、舌苔黄厚不退，都可以用承气汤一下治之。

52. 小承气汤证

（1）腑实腹痛案

陈某，男，12 岁。过端午节时多吃了几个粽子，第二天胃痛腹胀，啼哭不止。其父前往药铺购买“一粒丹”与服之，不但无效，腹痛反而加剧。询知大便已3日未解，解衣观腹，腹胀如合瓦，以手按其腹则叫哭不已。脉沉滑有力，舌苔黄白杂腻。此因过饱伤中，食填太仓，胃肠阻滞，气机不利所致。

大黄9克　枳实9克　厚朴9克　藿香梗6克　生姜6克　一剂。

服药后约一个时辰，腹中气动有声，旋即大便作泄，泻下酸臭物甚多，连下两次，腹痛止而思睡。转用保和丸加减善后。

(2)大实类虚案

张某，男，21岁。患者头晕体疲，不欲饮食，勉强进食则腹中胀痛不已。自以为体虚而前来求开补药方。询问先前所服药物，皆人参健脾、十全大补等丸药，不但不见疗效，反而更显体弱无力。视其舌苔黄腻，切其脉滑而有力，不属虚证，因而再问其二便情况，果然大便干硬而小便黄赤。

此乃大实而有虚候，胃肠内有结滞，胃气不降，燥热上熏，干扰清阳则头晕；腑气壅滞不通，故腹胀疼痛；气蕴于里而不达于外，则体疲乏力。土气太过，则成敦阜，必以泻药平之。

大黄9克　枳实9克　厚朴9克

服药一剂后，大便泻下3次，头晕顿时减轻，周身轻爽如释重负，腹胀愈其七八。后用平胃散调和胃气而愈。

【解析】小承气汤证表现为大便已经成硬，但尚未至燥屎的程度。所谓大便已经成硬，指的是大便干硬，但犹能形成条状。临床所见，腹部胀满，大便干硬，辨为小承气汤证比较容易。但腑气不通，邪实于内，反见虚羸之象者，却不容易辨认。曹颖甫用大承气汤治头痛，认为是“阳明燥气上冲及脑”；本案用小承气汤治头晕，辨为“燥热上熏，干扰清阳之位”。二者方证虽然不同，但其辨证思路及治法的选择则基本一致。这类情况临床不属少见，应该引起注意。

此外，凡服承气类方剂，临床要注意两个问题：一是辨证明确时，当下则下，若明知腑实当下，而又恐攻下伤正，则延误病情；二是服药后，得大便利则止后服，不可过服求快反而伤正。

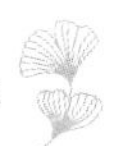

53. 大承气汤证

热利案

李某，男，35岁。病下利腹痛，肛门灼热如火烙，大便后重难通。曾自服“十滴水”，腹痛当时得以减缓，下利三日未作。至第四天，腹痛又发，较前更严重，里急后重，下利皆为红白黏液，有排泻不尽之感。以手按其腹，疼痛叫绝。脉沉有力，舌苔黄厚。

其证始于胃肠积热，乃葛根芩连汤证，反服“十滴水”热性之品，使邪热凝结不开，以致气血腐化为红白之利。治当通因通用，荡涤胃肠积滞以推陈致新。

大黄10克　元明粉10克　枳实10克　厚朴10克　滑石10克　青黛3克　甘草3克

服药一剂后，大便泻下黏秽数次，诸症随即而愈。

【解析】仲景立大承气汤是为治疗阳明病腑气不通，燥屎内结而设。所谓“燥屎”，指的是大便干燥，坚硬成球如羊屎；这反映了燥热邪气伤津，糟粕凝结，嵌顿于肠内而不得排出体外。所以，一般来说，必须具备腹部痞满疼痛，大便燥坚与潮热的证候特点。大承气汤具有泄热软坚、荡涤胃肠、攻逐六腑的作用，其力甚大，不但燥屎内结必用之，凡秽浊邪气凝结不开，腑气不利时也可用之。如本案治疗热利，抓住“以手按其腹，疼痛叫绝”这一特点，参合舌脉，非荡涤胃肠积滞不能取功，故用大承气汤一剂而效。前人吴又可对此独具见识，他说：“承气本为逐邪而设，非专为结粪而设也。必俟其粪结，血液为热所搏，变证迭起，是犹养虎遗患，医之咎也。况多有溏粪失下，但蒸作极臭如败酱，或如藕泥，临死不结者。但得秽恶一去，邪毒从此而消，脉证从此而退，岂徒孜孜粪结而后行哉！”（《温疫论·注意逐邪勿拘结粪》）

54. 麻子仁丸证

脾约证案

刘某，男，28岁。患大便燥结，五六日排解一次，每次大便时，往往因努责用力而汗出湿衣，但腹中无所苦。口唇发干，用舌津舐之则起厚皮如痂，撕之则唇破血出。脉沉滑，舌苔黄。此是胃强脾弱的脾约证。

疏以麻子仁丸一料，服尽而愈。

【解析】麻子仁丸由小承气汤加麻仁、杏仁、芍药，和蜜为丸而成，治疗"脾约证"。脾约有两个含义：一，约者，穷乏也。津液素亏，脾无津液输布而穷约。二，约者，约束也。脾之弱阴被胃之强阳所约束，津液不能还于胃中。为什么会形成脾约？在正常情况下，阳明与太阴相表里，脏腑之气相通，脾能为胃行其津液而使燥湿相济，以维持脏腑间的阴阳平衡。如果阳明胃气过强而太阴脾阴太弱，则胃之强阳反凌脾之弱阴，使脾阴受约而不能为胃行其津液；津液不能还于胃中，胃肠失于濡润而干燥，大便因此而难下。所以，脾约证仍属阳明腑实证之一，但是这种大便难有以下特点：经常性和习惯性的大便秘结，其粪块异常干硬，虽然数日不大便，但无腹满腹痛、潮热、谵语等症，所以不属于承气汤的治疗范围，而应该用麻子仁丸润下通便。

55. 厚朴七物汤证

挟滞伤寒案

某男孩，8岁。外感风寒，发热头痛，无汗，又内挟食滞，腹中胀痛，大便不通。脉浮紧，舌苔黄白杂腻。

大黄6克　厚朴9克　枳实6克　桂枝3克　麻黄3克　杏仁3克　甘草3克

服药一剂，大便通达，汗出热退而解。

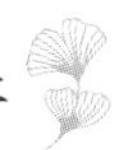

【**解析**】厚朴七物汤见于《金匮要略·腹满寒疝宿食病篇》，治疗腹满便秘而又有发热脉浮等症。本方由厚朴三物汤合桂枝去芍药汤而成，具有表里双解的作用，但此方重用厚朴，轻用桂枝，所以治疗偏重于里，为七里三表之法。

本案由于发热无汗，证属表实，所以取厚朴七物汤之法而易姜、枣为麻黄、杏仁，加强了达表散寒的作用，治疗表里各半之证，所以一剂药后则使表里气机畅达，汗出便通而安。亦可谓师古而不拘泥于古。

56. 茵陈蒿汤证

（1）黄疸案一

刘某，男，14岁。春节期间，因食荤腥肥甘太过，又感受时邪，因而发病。开始时发热恶寒，不欲饮食，心中懊侬，不时泛恶欲吐，小便黄赤。继而全身面目黄染，体疲乏力，大便尚可。经某医院确诊为“急性黄疸性肝炎”。脉弦而滑数，舌苔黄腻。此为外感时邪与内湿相合，蕴郁肝胆，疏泄不利所致。

茵陈30克　大黄9克　栀子9克　土茯苓12克　草河车9克　凤尾草9克

上方服三剂后，证情减半。去土茯苓、草河车、凤尾草，加柴胡12克，黄芩、半夏、生姜各9克，大黄减至6克。

又服三剂，黄疸已退，诸证皆平，改用茵陈五苓散善后。

（2）黄疸案二

张某，男，38岁。患急性黄疸性肝炎，发热，体温38.8℃，右胁疼痛，口苦，恶心，厌食油腻之物，一身面目尽黄，大便不爽，小便短黄。舌苔黄腻，脉弦滑数。

茵陈30克　大黄9克　栀子9克　柴胡12克　黄芩9克　半夏9克　生姜9克

三剂后，大便畅泻，小便通利，黄毒从二便而去，诸症悉退。三日后，黄疸又作，此乃余邪未净，仍服上方而退。

【**解析**】茵陈蒿汤是《伤寒论》中治疗湿热发黄的一首名方。临床上用本方治疗各种黄疸，特别是治疗肝胆疾患所引起的黄疸，无论急、慢性，多能取效，这一点已被大家所公认。在此只需要补充两点：

一、常用加味法：若兼胁肋胀满或疼痛者，加柴胡、黄芩；恶心呕吐者，加半夏、生姜；湿毒盛而证形剧者，加土茯苓、草河车、凤尾草；两足发热者，加知母、黄柏。

二、经验证明，凡治湿热黄疸，其病多缠绵难愈，这与湿邪黏腻难去有关，所以不可操之过急，治疗时务必使湿热邪气尽去方能罢手，否则病情反复，将更加难于治疗。如小便黄赤者，服药后必须以尿色变清为准；大便灰白者，服药后必须以大便转为黄色为准，否则，停药过早，容易复发。

另外，有的患者病后周身乏力，疲惫不堪，切勿错认为虚证而妄投补益之品，仍需用清热利湿之法，使湿热尽去，体力即能逐渐恢复。

57. 麻黄连翘赤小豆汤证

（1）湿疹案

李某，男，35 岁。患湿疹，头身泛起瘖蕾，红如花瓣，苦瘙痒不得释手，皮破水渍，抓痕累累，伴低热恶寒。舌苔白略腻，脉浮。证属风寒客于营卫之间，郁而蕴湿，外发为瘖。治当发汗祛风，兼以渗湿。

麻黄 9 克　连翘 9 克　杏仁 9 克　桑白皮 9 克　苦参 9 克　赤小豆 30 克　木通 9 克　大枣 7 枚　炙甘草 3 克　二剂。

药后温覆，汗出较多，头身瘖疹随之而消。

（2）湿毒外发案

王某，女，8 岁。有慢性肾炎病史，现症：颜面浮肿，色黄不泽，周身皮肤刺痒颇剧，搔之则泛起小疙瘩。曾经中西医多方治疗无效。舌质红苔白滑，右脉滑，左脉略浮。此证因于小便不利，湿邪内蓄，水毒不化而渗透于肌肤，郁遏阳气不得宣泄所致。

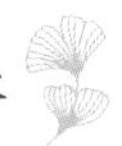

麻黄 3 克　连翘 6 克　赤小豆 15 克　杏仁 6 克　桑白皮 6 克　桔梗 3 克　苦参 6 克　生姜 12 克　大枣 5 枚　炙甘草 3 克

服药一剂，汗出而痒除。

【解析】麻黄连翘赤小豆汤在《伤寒论》中用来治疗“伤寒瘀热在里，身必黄”。本方有麻黄、杏仁、连翘、生姜以宣散在表之邪，赤小豆、梓白皮(现多改用桑白皮)以清在里之湿毒。外能解表散热，内能利湿化毒，此乃开鬼门、洁净府两法兼备。临床用于急性黄疸初起，荨麻疹或其他皮肤瘙痒，脉浮表不解的，效果较好。此方又治慢性肾炎小便不利，续发的皮肤瘙痒，有特效。

58. 栀子柏皮汤证

久黄案

唐某，男，17 岁。患亚急性肝坏死，住某传染病院治疗已三个多月，周身发黄如烟熏，两足发热，夜寐时必须将两足伸出被外，脘腹微胀，小便黄赤。舌质红绛，脉弦。此为湿热久蕴，伏于阴分，正气受损。

栀子 9 克　黄柏 9 克　炙甘草 6 克

服药六剂后，病情好转，但又显现阴液不足之象，至夜间口干咽燥，津液不滋。上方合大甘露饮法：

栀子　黄柏　黄芩　茵陈各 3 克　枳壳　枇杷叶　丹皮　石斛　麦冬　赤芍各 9 克

上方连服 12 剂后，黄疸基本消退，因而改用和胃健脾、化湿解毒等法，调治达半年之久而愈。

【解析】栀子柏皮汤的组方妙在用炙甘草和中健脾，益气补虚，并可监制栀子、黄柏苦寒伤胃之弊。但临床上如何使用本方，却难为医家所掌握。一般来说，凡湿热黄疸不是表里之证，或用茵陈蒿汤等清热利湿之后，黄疸未尽，而人体正气已损，阴分尚有伏热，如见五心烦热等症，用本方效果较好。

59. 小柴胡汤证

(1)低热案

张某,男,36岁。患低热(37.5℃左右)多年不愈,伴见盗汗、心烦等症,西医怀疑为肺结核,但经检查后没有发现结核病灶,转请中医治疗。胁脘痞满不舒,纳少而口苦,舌质红、苔白润,脉弦细。

柴胡12克　黄芩6克　生姜10克　半夏10克　党参6克　大枣7枚　炙甘草6克

连服五剂后,胁脘痞满渐消,口不苦,饮食增进,体温降至37.2℃。

转服丹栀逍遥散,五剂而愈。

【解析】大凡肝胆气郁日久不解者,多能化火伤阴,所以古人说"气有余便是火"。气郁之初每见胸胁苦满,脘腹不舒,时时太息为快;化火伤阴则可出现盗汗,心烦少寐,以至于低热缠绵不退。治疗时应宗"火郁发之""木郁达之"的原则,采用开郁疏肝的方法。如果按壮水之主以制阳光论治,妄投滋水补阴之品,反使气机受阻,郁结不开,必然徒劳而无功。

(2)往来寒热案

沈某,女,42岁。始因恚怒伤肝而心胸发满,不欲饮食。继而又外感风寒邪气,往来寒热,休作有时,伴胸胁苦满,头痛身疼。脉弦,舌苔白滑。此少阳受邪,气郁不舒,枢机不利之证。

柴胡12克　黄芩9克　半夏9克　生姜9克　党参6克　大枣7枚　炙甘草6克

服药一剂,则寒热俱减,又服一剂后诸证皆消。

【解析】寒热往来是小柴胡汤证的主症之一,也是少阳病枢机不利,正邪交争的典型临床表现。先有恶寒,后见发热,恶寒时不发热,发热时不恶寒,二者交替发作,所以称之为"休作有时"。临床凡见到往来寒热,就应该首先考虑用小柴胡汤治疗。

(3)头痛案

李某,女,34岁。患血管神经性头痛,经多方求治,疗效甚微。头痛

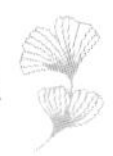

每周发作3次，剧烈难忍，欲以头冲撞墙壁，每次发作时多伴喷射性呕吐，周身燥热，时有胁下作痛，素常月经量少。脉沉，舌苔腻。证属肝胆郁热上扰头位，治用小柴胡汤法。

柴胡12克　黄芩10克　半夏12克　党参6克　生姜12克　大枣3枚　炙甘草6克　白芍30克　丹皮12克　夏枯草10克　龙胆草9克

一个月后复诊，告知上方服用12剂，效果明显，头痛由每周发作三次降至一月内仅发作一次，痛势明显减轻。效不更方，又继续服上方15剂，头痛得以控制。

【解析】小柴胡汤治疗头痛一般不为临床医家所重视，但《伤寒论》中曾指出"伤寒，脉弦细，头痛发热者，属少阳"，说明了头痛也是少阳病的常见症状之一，所以从辨证角度看，头痛而兼有其他少阳证者，即可以用小柴胡汤加减进行治疗。

（4）胁背胀痛案

姜某，女，40岁。其人喜怒无常而善郁，近日胸胁及背部胀满疼痛，口中干苦，脉沉弦有力，舌质红苔白腻。此气郁不疏，少阳经气不和之变。

柴胡12克　黄芩10克　半夏9克　生姜9克　党参6克　大枣5枚　炙甘草6克

服药三剂后，口苦除，胁背疼痛消，但胸胁偶觉发胀。改服四逆散加黄芩、当归，三剂而安。

（5）腰痛案

张某，男，33岁。患单纯性腰痛近三年，口干渴欲饮，无头晕耳鸣等。舌质红绛，脉浮弦有力。辨为少阳气郁，木邪反侮其母，肾水被木火所伤。

柴胡12克　黄芩10克　半夏10克　生姜10克　党参6克　炙甘草6克　桑寄生30克　丹皮10克　白芍10克

服药六剂后，腰痛减半，照方又服三剂而愈。

【解析】腰为肾之外府，所以腰痛多从肾论治。本案不从肾治，而从少阳论治者，是因为考虑到病程已久，而无明显虚实之象，则病本不在肾。《灵枢·本输》指出："少阳属肾，肾上连肺，故将两脏。"说明了少阳与肾经脉相通，少阳相火为病也可下伤肾阴。所以，本案用小柴胡汤而治少阳取得了出人意料的疗效，可见少阳相火所致之低热、盗汗、腰痛，只能疏达而不能滋补。

(6)二阳并病案

鲁某,男,46岁。外感风寒已六七日,仍恶寒、头痛不解;又出现胁下胀满,恶心欲吐,脉浮弦,舌苔白滑。此太阳邪气并入少阳,以致少阳气郁不疏。

柴胡15克　黄芩12克　半夏15克　生姜15克　党参10克　大枣12枚　炙甘草6克

服药一剂后,病人突然寒栗而振,肢体抖动不止,其脉沉伏不起。此是邪气由少阳枢机运转而外出太阳,正邪交争,将有战汗之机。急令饮热水一大杯,少顷果然由寒变热,继而通身大汗如洗而病愈。

(7)便秘案

韩某,女,52岁。患大便秘结已一年多,每隔三四天一次,每次登厕必努责用力,以致衣里汗湿,大便虽下,而其人已疲惫不支。伴见胸胁苦满,口苦,心烦等症。脉弦,苔白滑。

柴胡12克　黄芩10克　半夏10克　生姜6克　党参6克　大枣7枚　炙甘草6克

服药三剂后,大便畅然而通,胸胁满亦除。

(8)浮肿案

某村妇与其姑相口角,忿怒之余,口咽发燥,乃暴饮凉水。次日胸胁发满,小便不利,下肢浮肿。脉沉弦,苔白滑。

柴胡12克　黄芩6克　半夏10克　生姜10克　党参6克　大枣6枚　炙甘草6克　桔梗6克　枳壳6克

服药二剂后,胸胁满消。上方加茯苓10克,又进二剂,小便自利而下肢肿消。

【解析】上列(6)鲁案、(7)韩案及(8)村妇案,尽管其主病各不相同,但其病证皆有胸胁苦满,病机皆与少阳气郁不疏,枢机不利,三焦不通有关,所以遵循"有柴胡证,但见一证便是"的原则,以小柴胡汤解郁利枢为主,使其上焦得通,津液得下,胃气因和,表里上下之气得达,则汗出而表证解,二便通而里证除。

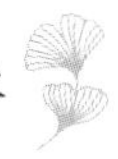

(9)呕吐案

徐某,女,29岁。患顽固性呕吐已三年多,往往在进食后1～2小时即呕吐酸苦而多涎,右胁发胀,连及胃脘疼痛。脉沉弦而滑,舌苔白滑。

柴胡12克　黄芩9克　半夏14克　生姜14克　党参6克　炙甘草6克　竹茹12克　陈皮12克　郁金9克　香附9克　牡蛎12克

上方共服六剂,呕吐再未发作。

【解析】《灵枢·四时气》所说"邪在胆,逆在胃",指出了肝胆与脾胃之间的密切关系。肝胆之气的疏泄直接有利于脾胃气机的上下升降及其受纳运化水谷的功能。如果肝胆气郁不疏,则脾胃功能必然因之而失调。所以在少阳病中多见胃气上逆而致的呕吐。如《伤寒论》说:"呕而发热者,小柴胡汤主之。"又说:"脏腑相连,其痛必下,邪高痛下,故使呕也,小柴胡汤主之。"由此观之,小柴胡汤确实是治疗气郁呕吐的良方。

(10)盗汗案

袁某,男,64岁。外感时邪,乍寒乍热,两胁苦满,伴咳嗽有痰,口苦,心烦,至夜间合目则盗汗出,湿透衣被,甚以为苦。脉弦有力,舌苔白滑。此冬令时邪,先犯肺卫,治不如法,乃传少阳。少阳气郁不疏,相火内蕴,逼迫津液外出,故见盗汗。

柴胡12克　黄芩10克　半夏10克　生姜6克　党参9克　生石膏15克　炙甘草9克　鱼腥草10克　桔梗6克

服药三剂,盗汗止而诸证愈。

【解析】《伤寒论》说:"三阳合病,脉浮大,上关上,但欲眠睡,目合则汗。"今人治盗汗,多从阴虚论治,一般不从阳邪考虑。殊不知少阳本寓相火,邪入少阳,则气郁火蕴;至夜间目合之时,阳入于阴,阳热内迫,则里热更甚,里热甚则逼津外出,往往导致盗汗。此亦属于少阳枢机不能主阴阳表里气机出入之变,所以用小柴胡汤解郁利枢而能止其盗汗。

又:小柴胡汤,仲景原本是为治疗少阳病而立。凡邪气侵犯少阳,气机郁勃不疏,肝胆疏泄不利,少阳经腑功能失常,则为少阳病。

少阳包括足少阳胆与手少阳三焦,应时在春,五行属木,禀条达疏泄之性,具启陈致新之能,所以少阳之气喜条达而恶抑郁,喜疏泄而恶凝滞,有如春气之升发而万物生,如此则少阳之气对于人体周身气机的运动有促进和调节的作用。所以少阳为枢,能为人体表里阴阳、内外上下、气血津液、脾胃三焦之枢,能枢转周身气机的升降出入运动,促进气血津液的运行。如果少阳受邪,不但使少阳经腑功能失常而为病,而且每因少阳气郁不疏,枢转无力,使得周身气机运动亦因之而郁,内外上下之气不通,气血津液不行,则诸病生焉。小柴胡汤具解郁利枢之能,有推陈致新之功,善开少阳气郁以利枢机之用,所以小柴胡汤为少阳枢机之剂,实乃仲景开郁利气之首方。

凡病及少阳,与少阳气郁、枢机不利有关,见有往来寒热、胸胁苦满等症,皆能用小柴胡汤治疗。所以仲景指出:“伤寒中风,有柴胡证,但见一证便是,不必悉具。”学者不可以此而非小柴胡汤为治疗少阳病的主方,亦不可以彼而非小柴胡汤解郁利枢的作用。一般总把小柴胡汤的治疗作用说成是和解少阳,但“和解少阳”四个字决不能概括小柴胡汤治疗作用的方方面面。从小柴胡汤的组方来看,其中的药物可以分为三组:一是柴胡配黄芩。柴胡微苦寒,感一阳春升之气而生,能直入少阳,升足少阳之清气,既解少阳经中之邪,又能疏利肝胆气机而推动六腑之气,具有推陈致新的作用。黄芩苦寒,善于清泄少阳胆腑火热。柴芩相配,一升一降,经腑同治,能使少阳气郁得达,火郁得发,郁开气活,则枢机自利。二是生姜配半夏,既能和胃止呕,又因为姜、夏味辛能散,有助于柴胡疏解少阳之郁滞。三是人参、大枣与甘草相配,味甘补中,一方面能鼓舞胃气以助少阳枢转之力,另一方面还能预补脾胃之气,以杜绝少阳邪气内传之路。全方既有祛邪之品,又有扶正之药,集寒热补泻于一体之中,具有升达少阳生气、疏解肝胆气郁的作用,能开郁调气而利升降出入之枢。枢转气活,则内外上下、表里阴阳之气得以通达和利,气血津液随之周流而布达于身形各部,从而气机调畅,脏腑安和。

综观《伤寒论》与《金匮要略》二书,凡用小柴胡汤治疗者共 20 条,归纳起来,其治疗范围包括以下几个方面:①少阳病,往来寒热,胸胁苦满,嘿嘿不欲饮食,心烦喜呕及口苦,咽干,目眩等;②少阳病兼太阳表证;③少阳病兼阳明里证;④少阳病兼脾家气血不和;⑤厥阴病外出少阳;⑥阳微结证;⑦伤寒解后,更发热或胸满胁痛;⑧热入血室证;⑨黄疸病,腹痛而呕吐;⑩外感热病,呕而发热者;⑪妇人产后郁冒证。可见,小柴胡汤治疗范围之广,是任何方剂不能比拟的。临床医家若能领悟少阳为枢之奥义,掌握小柴胡汤解郁利枢的作用,反复实践,逐渐体会,即可以执柴

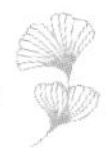

胡剂而治百病，起沉疴，去顽疾。因此说，小柴胡汤擅开肝胆之郁，故能推动气机而使六腑通畅，五脏安和，阴阳平衡，气血谐和，其功甚捷，而其治又甚妙。无麻桂而能发汗，无硝黄而能通便，无苓术而能利水，无常山、草果而能治疟。所谓不迹其形而独治其因，郁开气活，其病可愈。

60. 大柴胡汤证

（1）高热案

王某，男，57岁。外感后续发高热（40℃），持续2天而退。此后每隔十余日必发一次，很有规律性。发热时两目昏糊，不恶寒，伴心胸痞结，大便干燥，小便色黄，舌苔黄腻。此邪热伏于少阳募原，为“瘅疟”之证。

柴胡9克　黄芩9克　大黄9克　枳实9克　半夏9克　生姜12克　白芍9克　草果3克　槟榔3克　丹皮9克

服一剂后，大便畅行3次，热退。改方为柴胡、黄芩、厚朴、知母各9克，大黄、草果、青皮各6克，槟榔3克，又服三剂后，余证全消。后追访三个月，病证未发。

（2）自汗案

潘某，男，48岁。外感病后，遗下自汗一证，久治不愈，尤其以深秋季节更为严重。汗出多时，浸透衣被，换衣不迭。伴见胸闷，头目眩晕且胀等。舌质绛红苔腻，脉弦。

柴胡12克　黄芩9克　半夏9克　生姜9克　枳实9克　大黄9克　白芍9克　生石膏9克

服药二剂后汗出减半，头胀眩晕亦减。改方为：

柴胡12克，生石膏24克，丹皮、白芍各12克，知母、栀子各9克，炙甘草6克。又服二剂，遂汗止而安。

【**解析**】汗出一证，有阴虚阳虚之分，有在表在里之别。阳虚汗出必伴心悸气短，形寒畏冷；阴虚汗出多伴五心烦热，舌红少苔。若属表邪，营卫失和而汗出，则有恶风、头痛等症；若属里热，阳明之热外蒸而汗出，则有恶热、蒸蒸发热之苦。唯此少阳病汗出，一般不大引人注意。从前列小柴胡汤治盗汗案，及此大柴胡汤治自汗案可见，汗出证属于邪在少阳者亦不少见。因此，临床上应多留心于此，方能不废柴胡汤治自汗、盗汗之法。

（3）惊狂案

李某，女，20岁。新产后20天，因与邻居争吵，气恼之余而发神志之病。精神失常，骂人摔物，或瞋目握拳，口中念念有词，时或叫唱，烦躁不安，已有七个昼夜目不交睫。曾服“冬眠灵”等药亦未能奏效。来诊时双目发直，两手躁动无休止。询知大便数日未解，左侧腹痛拒按，恶露亦停。唇舌红绛，苔黄腻，脉弦滑有力。此气火交郁，兼有瘀滞，肝胃皆实之证。

柴胡12克　大黄9克　枳实9克　半夏9克　生姜9克　桃仁12克　赤芍10克　丹皮12克　山栀12克　郁金10克　菖蒲10克　香附10克　陈皮10克　竹茹10克

服药仅一剂，则泻下黏腻黑色粪便甚多，当夜即能入睡，呼之不醒。逾一昼夜而寤，神志恢复正常，恶露又下。

（4）鼻衄案

赵某，女，13岁。患鼻衄不止，伴见大便秘结，胸胁苦满，口苦善呕。舌苔黄，脉弦滑。肝胃火盛，迫血上行，治宜泻肝胃之火。

柴胡9克　黄芩6克　白芍12克　枳实6克　大黄6克　丹皮12克　玄参12克　牡蛎12克

服药一剂，大便畅通而衄止。

（5）胁痛案

李某，女，54岁。右胁疼痛，旁及胃脘，痛势剧烈难忍，满床乱滚，大汗淋漓，只有注射“杜冷丁”后才能勉强止痛一时。其人形体肥胖，面颊红赤，口苦泛恶，不能饮食，大便已4天未解，小便黄赤涩痛。舌体红绛，苔根黄腻，脉沉滑有力，西医确诊为胆囊炎，但不排除胆石症。中医认为病位在肝胆，气火郁结，肝气横逆，傍及胃肠，腑气不利，故大便秘结。六腑以通为顺，气火交阻凝结，所以疼痛剧烈难忍。

柴胡18克　黄芩9克　半夏9克　生姜12克　大黄9克　枳实9克　白芍9克　郁金9克　陈皮12克　牡蛎12克

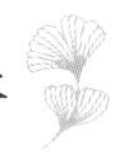

药煎成后，一剂分温三次服下。一服后痛减；再服后大便通行，心胸得爽，口苦与恶心皆除；三服尽则疼痛止。

（6）胃脘疼痛案

贾某，男，68岁。患胃溃疡并发急性胃穿孔，胃脘疼痛，呕吐酸水，夹杂咖啡色物。大便已四日未解，心烦口苦，不进饮食。医院决定做手术，但病人之子恐年迈多险而拒之，转请中医治疗。脉弦滑而大，舌苔黄厚而腻。此肝火郁于胃中，火邪伤及阴络所致。

柴胡12克　黄芩9克　半夏9克　生姜12克　大黄6克　枳实9克　白芍9克　大枣4枚

只服一剂，大便泻下黑色与黏白之物，胃痛骤减，呕吐亦止。然后用益胃阴之法调理数剂而安。

（7）心下坚满案

某女工，患心下坚满，短气胸闷，须太息后而舒，心烦恶心。曾多次服用舒肝调胃之药，但效果不明显。舌边红，脉沉弦有力。此因肝胆气郁，日久化火，兼挟痰饮所致，非大柴胡汤不能克之。

柴胡12克　黄芩6克　半夏9克　生姜15克　枳实6克　白芍9克　大黄6克　大枣7枚

药成后分温三服，尽剂后则坚满诸证皆消。

（8）肠痈案

李某，女，36岁。患慢性阑尾炎急性发作，右侧少腹疼痛，伴见低热不退，胸胁苦满，月经愆期未至，带下极多。舌质绛，苔黄白夹杂，脉沉滑。证属肝胆气郁，湿毒与血相结。

柴胡15克　黄芩6克　大黄9克　枳实9克　赤芍15克　丹皮15克　桃仁15克　冬瓜仁30克　苡米30克　茯苓30克　桂枝6克　苦参6克

服药二剂后，少腹疼止，热退，月经来潮，再稍加调理而愈。

【**解析**】大柴胡汤为仲景群方中开郁泻火之第一方，由小柴胡汤去人参、甘草，加大黄、枳实、芍药而成。大黄配枳实，已具承气之功，以泻阳明实热；芍药配大黄，酸苦涌泄为阴，又能于土中伐木，平肝胆之火逆；枳实配芍药为枳实芍药散，能破气和血。最妙之处在于重用生姜，既能和胃止呕，又能以其辛散上行之性牵制大黄峻猛速下之力，所以具有载药上行以和胃气的作用。

综观《伤寒论》113方，具有“载药上行”作用的共有六个方剂：三物白散、栀子豉汤、瓜蒂散、大陷胸丸、调胃承气汤及大柴胡汤。三物白散中用桔梗，能引峻攻之品上入至高之分，使之达到攻下寒实的作用；栀子豉汤、瓜蒂散中用豆豉，能轻宣上行，以尽驱胸中之邪；大陷胸丸用白蜜，恋硝、黄、甘遂之功于上，峻药缓用，以尽下高位之实邪，确有载药上浮之功；调胃承气汤用炙甘草缓恋硝黄，如船载铁石入江而不沉，所以《长沙方歌括》说“调和胃气炙甘功”。可见，六个方剂用药不同，治疗作用亦不同，但其用舟楫之品载药上浮则同，这样既能尽去邪气，又能顾护正气不被峻药所戕伐。后世医家专以桔梗为舟楫之使，殊不知“载药上浮”有多种形式，决不能以药而论，而应该以证而论，务以契合病机，方能得其要领。因病机之差异，上浮之药也是彼此不能代替的。例如，桔梗用在三物白散中以作舟楫，非常合拍，如果将其用在瓜蒂散或栀子豉汤中，不但格格不入，无功效可言，反能导致不良作用。又如，大陷胸丸用白蜜非常对证，若改用甘草，则与甘遂“相反”而同室操戈，改用桔梗则泻下必速，改用豆豉则必走津助燥。所以，大柴胡汤中用生姜，既能使大黄之泻下不至于极，又避开少阳病不可下之禁，而使枢机畅利。

大柴胡汤既能开肝胆之郁，又能下阳明之实，既治气分，又调血分。临床上属于肝胆胃肠不和，气血凝滞不利的病症比较多见，因此，本方常用来治疗多种急腹症以及一些其他消化道病变，如急性胆囊炎、胆石症、急性胰腺炎、溃疡病穿孔、急性阑尾炎或慢性阑尾炎急性发作等，只要脉证相符，功效卓著。临床经验证明，凡属气火交郁的实性病变，其腹胀或腹痛往往都比较急迫剧烈，此时就可用大柴胡汤治疗，尤其是疼痛偏于胁腹两侧者，效果更佳。

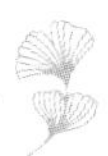

61. 柴胡桂枝汤证

(1)鼻渊案

钟某,男,21岁。患慢性鼻窦炎5年,每因外感而诱发,发则头痛,流涕黄浊而腥臭。此次发病已两周,饮食及二便皆正常,但恶风寒。舌质淡苔白,脉弦。《素问·气厥论》说:"胆移热于脑,则辛頞鼻渊。鼻渊者,浊涕下不止也。"恶风寒者,营卫不和之故。

柴胡12克　黄芩9克　桂枝9克　白芍9克　生姜9克　半夏9克　党参6克　大枣5枚　炙甘草6克

服三剂药后复诊,诉说服药后覆被须臾,即周身微有汗出,每次服药都如此,三剂服尽,则头痛、浊涕霍然大减。五年来服各种中西药都没有这样好的效果,因于上方内加黄连3克,续服三剂而愈。

(2)皮肤发凉案

李某,女,48岁。所患之证颇奇,周身酸疼时,皮肤有如涂清凉油一般发凉透肤,伴见胃脘发胀,以进食后更甚。心悸,大便干,舌红苔白。

柴胡12克　黄芩9克　桂枝6克　白芍6克　半夏9克　生姜9克　炙甘草6克　瓜蒌30克

服药后腹中作响,矢气甚多,共进六剂,皮肤发凉及胃胀悉除。

【解析】柴胡桂枝汤是小柴胡汤与桂枝汤的合方,既具小柴胡汤解郁利枢之功,又兼桂枝汤调和营卫、调理气血阴阳之能。临床上多用于以下几种病证:①少阳病证与太阳病证同时并见,既胸胁苦满或胁背作痛,而又见有发热恶寒,或肢节烦疼等,用本方治疗效果甚佳。②肝气窜证,发病特点是患者自觉有一股气在胁脘胸背,甚至四肢流窜,或上或下,或左或右,或前或后,凡气所窜之处则觉疼痛或胀满,用本方有特效。③本方去大枣、人参,加鳖甲、牡蛎、红花、茜草等软坚化瘀之药,治疗慢性肝炎、肝脾肿大及早期肝硬化等,出现腹胀,胁痛如针刺,面色黧黑,舌质紫黯或有瘀斑等症,坚持久服,常有良效。

值得一提的是,张仲景在小柴胡汤方后注中说:"若腹中痛者,去黄芩,加芍药三两……若不渴,外有微热者,去人参,加桂枝三两,温覆,微汗愈。”可见，仲景原本就有柴胡加桂枝汤以调外之法，又有柴胡加芍药汤以和内之法。若将此二法合而为一，则成内外俱调的柴胡桂枝汤法。这样，一法之中，三法存焉，且三法各有差别，因而其临床运用也各有不同。柴胡加桂枝汤，临床多用来治疗少阳证而又兼有心悸、气上冲等症；柴胡加芍药汤，临床多用来治疗少阳病而兼肝脾不和，血脉不利之腹中疼痛，且有拘挛之感，按其腹肌如条索状（此证尤其多见于妇女月经不调及痛经者）。兹各附案例一则于下，以见其用。

附一：柴胡加桂枝汤证

张某，女，59岁。素有风湿性心脏病，初冬外感，发热恶寒，头痛无汗，胸胁苦满，心悸，不时有气从心下上冲咽喉，则烦悸不宁。

柴胡12克　黄芩6克　桂枝9克　半夏9克　生姜9克　大枣5枚　炙甘草6克

三剂而诸证皆安。

附二：柴胡加芍药汤证

郝某，女，22岁。肝气素郁，经常胸胁发满，胃脘疼痛，每届月经来潮之时则小腹拘挛疼痛。

柴胡12克　半夏9克　生姜9克　党参6克　白芍9克　大枣6枚　炙甘草6克　当归尾6克　泽兰9克

连服六剂而愈。

62. 柴胡桂枝干姜汤证

（1）胁脘疼痛案

郑某，女，62岁。右胁及胃脘部剧烈疼痛已5天，大便溏泄，每日二三次，舌质淡苔薄，脉弦。

柴胡12克　黄芩6克　桂枝6克　干姜6克　花粉12克　牡蛎12克　炙甘草6克

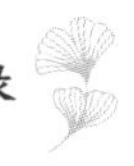

服药三剂后，疼痛大减，大便已成形，每日一次，上方续服三剂而愈。

（2）腹胀案

刘某，男，35 岁。因患肝炎住某传染病医院，最突出的症状是腹胀特别明显，尤其以午后为严重，坐卧不安。伴大便溏稀不成形，每日二三次，小便反少，且口渴欲饮。舌质淡嫩苔白滑，脉弦缓而软。

此肝病及脾，中气虚寒，而又肝气不疏，所以大便虽溏而反腹胀。

柴胡 10 克　黄芩 6 克　桂枝 6 克　干姜 6 克　花粉 12 克　牡蛎 12 克　炙甘草 6 克

连服六剂后，腹胀消，大便也转正常。

（3）慢性腹泻案

齐某，男，42 岁。患慢性溃疡性结肠炎已近 5 年，腹痛腹泻，午后为甚，大便有黏液，轻则每日 3 ～ 4 次，重则每日 7 ～ 8 次，往往因过食生冷或精神紧张而加重。伴见：口苦，心烦，失眠，口渴欲饮，不思饮食，小便短少，下肢肿胀。舌边尖红，苔白厚，脉弦而缓。证属太阴脾寒而肝胆郁热。

柴胡 10 克　黄芩 6 克　桂枝 12 克　干姜 12 克　花粉 12 克　牡蛎 20 克　炙甘草 10 克

服药七剂后，腹泻减为每日 1 ～ 2 次，腹痛减，精神好转。续上方加党参 9 克，又连服 20 余剂，诸症皆消。后经纤维结肠镜检查，示溃疡愈合。

（4）心悸案

史某，女，60 岁。三年前确诊为冠心病，近两个月来心悸明显，心电图提示为频发性室性早搏。症见：心悸心烦，手指麻木，伴口苦口干，不欲饮食，两胁疼痛连及后背。大便稀溏，每日三四次，午后腹胀，小便不利。舌质红苔白滑，脉弦缓而结代。

柴胡 12 克　黄芩 6 克　干姜 6 克　桂枝 10 克　花粉 10 克　牡蛎 30 克　茯苓 30 克　炙甘草 12 克　四剂。

服药后心悸明显减轻，便溏、腹胀等症也减。上方又服七剂后，诸证皆消，心电图检查提示大致正常。因改为苓桂术甘汤加太子参以善其后。

(5)消渴案

刘某,男,48岁。患糖尿病已3年,又有肝炎及胆囊炎病史。症见:口苦口干,渴欲饮水,饮而不解渴,查尿糖(++++)。伴有胸胁满而心烦,不欲食,食后腹胀,大便稀溏,每日二三次。舌质红,苔薄白,脉弦。

柴胡14克　黄芩10克　干姜10克　桂枝10克　花粉15克　牡蛎30克　炙甘草10克

服药七剂后,口渴明显减轻,口苦消失。上方加太子参15克,又继续服用近20剂后,诸证全部消失。复查尿糖(-)。

【解析】柴胡桂枝干姜汤是小柴胡汤的一个变方,治疗邪传少阳,枢机不利,三焦气寒,津液不布而见"往来寒热,胸胁满微结,心烦,渴而不呕,小便不利,但头汗出"等症。但从临床上看,属于少阳气郁而三焦气寒的病证并不很多见,然而这并不妨碍本方在临床上的广泛运用。从本方的药物组成来看,由于内含甘草干姜汤及桂枝甘草汤两个基本方,所以常用来治疗少阳气郁而兼脾阳不足或心阳不足之病变。

甘草干姜汤是温补中阳的基本方子,理中汤和四逆汤都是在此方基础上加味而成。从这个意义上看,柴胡桂枝干姜汤既能清解少阳胆热,又能温补太阴脾寒,所以用来治疗少阳胆热兼有太阴脾寒证(简称"胆热脾寒"),常能获令人满意的疗效。胆热脾寒的临床特点是既有胸胁苦满或疼痛、口苦咽干、心烦等症,又有脘腹胀满、大便稀溏、不欲饮食等症。这与大柴胡汤治疗少阳病而兼阳明腑实对照而言,恰有寒热虚实鉴别的意义。临床上这种"胆热脾寒"的情况多见于慢性肝胆疾患中,由于长期服用清利肝胆之药而导致脾气虚寒,或日久杂治以致寒热错杂,舍此方则无他法,用此方则无不有立竿见影之功,真可谓是万世之绝方。

桂枝甘草汤是温通心阳的基本方,《伤寒论》中凡是取温补心阳的方剂都以此作为基础,如桂甘龙牡汤、苓桂术甘汤等。从这个意义上讲,柴胡桂枝干姜汤又具有清解少阳胆热和温补心阳的双重治疗作用,因此,临床上可以用来治疗少阳气郁而兼心阳不足的病证。心主血脉,心阳不足则无力运行血脉,因而常表现为头晕,肢体麻木,或心下逆满,气上冲心等症状,这为临床治疗心脑血管病变又开辟了一条新的途径。

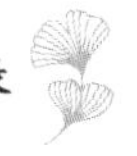

又附：头晕案

王某，男，68岁。患头晕已数年，近期加剧，脑电图提示脑血管供血不足。伴有口干苦，心烦，偶或右胁作疼，大便稀溏，每日二次，有下坠感，绕脐腹痛，下肢怕冷。舌质胖红，脉弦。

服用柴胡桂枝干姜汤原方加白芍15克。

七剂后，大便转为正常，不下坠，胁腹疼痛止，头晕亦随诸证而有明显减轻。上方去白芍，续服七剂而安。

63. 柴胡加龙骨牡蛎汤证

（1）癫痫案

尹某，男，32岁。患癫痫病，平素头晕，失眠，入寐则呓语不止。胸胁苦满，自汗出而大便不爽。癫痫时常发作，望其人神情发呆，面色青白，舌质红，苔白而干，脉沉弦。头晕，胸胁满而脉弦，证属少阳无疑。入夜梦呓犹如白昼谵语，自汗出又不恶寒，复兼大便不爽，已露阳明腑热之机。此病得于惊恐之余，又与肝胆之气失和有关。《伤寒论》所说"胸满烦惊……谵语，一身尽重，不可转侧者，柴胡加龙骨牡蛎汤主之"，与此证极为合拍。

柴胡9克　黄芩9克　半夏9克　生姜9克　茯苓9克　桂枝6克　龙骨9克　牡蛎18克　大黄6克　铅丹4.5克　大枣6枚

服一剂后，呓语止而胸胁满去。精神好转，但见气逆，欲吐不吐之状，加竹茹、陈皮各10克，再服二剂而证全消。此后癫痫未发。

（2）小儿舞蹈症案

张某，男，9岁。患小儿舞蹈症已二年，久治不愈。手足舞蹈，躁动不安，口中叫喊，讴哑不可辨。入夜少寐而烦，但神识尚清，能识父母，知好恶，非癫非痴。脉弦滑，舌红苔黄腻。病属肝胆气火交迸，痰热交郁而阳气不潜。

柴胡12克　黄芩9克　半夏9克　生姜9克　大黄6克　茯苓9

克　龙骨12克　牡蛎12克　铅丹4克　菖蒲6克　郁金9克　胆星6克　竹沥30克

服药四剂后，手足躁扰得安，夜能安寐，症状显著好转。遂去铅丹改为生铁落，再进三剂，其病竟愈。

(3)肢体震颤案

刘某，女，38岁。素有肢体颤抖疾患，1976年因悼念周恩来总理过哀而病又发作，较前更为严重。头摇肢颤，观之令人神乱，曾服平肝息风之品而效不明显。因其人大便秘，胸胁胀，舌质红，苔黄白相间，脉弦劲有力，辨为肝胆气郁而化火，火动则神摇，而风从内生。

柴胡12克　黄芩9克　半夏12克　生姜9克　桂枝6克　党参6克　茯苓12克　大黄6克　龙骨18克　牡蛎18克　铅丹3克　大枣5枚

服药仅三剂，振摇顿止，其证转安。

【**解析**】本方由小柴胡汤去甘草，加桂枝、茯苓、大黄、龙骨、牡蛎、铅丹而成，具有开郁泄热、镇惊安神之功，用治少阳不和，气火交郁，心神被扰，神不潜藏而见胸满烦惊，谵语，心烦，小便不利等症。观《伤寒论》中所说"烦惊""谵语"，皆属神志为病，所以临床上常用本方治疗因肝胆气郁所致的精神分裂症、癫痫、小儿舞蹈症等，往往有效。应该注意的是，铅丹有毒，使用时必须用棉纱布包裹入煎，用量切勿过大，一般不超过5克，而且不要连续长期使用，以免造成蓄积性铅中毒。如果不用铅丹，亦可用生铁落代之。

64. 小建中汤证

(1)产后腹痛案

李某，女，38岁。产后失血过多，患腹中疼痛，痛时自觉腹皮拘急向里抽动，须用热物温暖方能缓解。舌质淡嫩而苔薄，脉弦细。血虚不能养肝，肝气急则横逆犯脾，脾主大腹，所以腹中拘急疼痛而遇寒更甚。

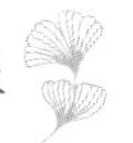

桂枝 10 克　白芍 30 克　当归 10 克　生姜 9 克　大枣 7 枚　炙甘草 6 克　饴糖 40 克

服药三剂而痛止。

(2) 胁痛案

范某，男，42 岁。素有肝炎病史，两胁疼痛而以右胁为甚，经服柴胡剂而不效。其人不欲饮食，体疲腹胀，心悸气短，面色青黄不泽。舌质嫩，苔薄白，脉弦而缓。证属土衰木盛，少阳病而兼太阴气血不足，按理当先建其中，而后斟用柴胡汤方为得法。

桂枝 9 克　生姜 9 克　白芍 18 克　大枣 12 枚　炙甘草 6 克　饴糖 30 克

服药三剂而诸证大为减缓，患者自认为是向来所没有的效果，于是上方又进三剂，胁痛竟止。

【**解析**】小建中汤是在桂枝汤调和脾胃、调和气血阴阳的基础上，倍用芍药酸甘益阴以柔肝，加用饴糖甘温补中以缓急。所以，本方在补益脾胃之中兼能平肝胆之气，又能缓解筋脉之拘急。小建中汤在临床上不但能够治疗由于脾胃虚弱，气血不和，阴阳失调所致的心中悸而烦、腹中急痛等症，还可以治疗由于肝胆气机不利所致的胁痛。《内经》说："肝苦急，急食甘以缓之。"小建中汤属于甘温补益之剂，能健脾气以化气血，肝胆得阴血濡养则气柔而条达，所谓培土即可以制木的道理就在于此。根据临床经验，治疗因肝胆疾患导致脾气虚弱而见有肝脾证候者，可以先服小建中汤，然后再用小柴胡汤去黄芩加芍药，则疗效更佳。

65. 理中汤证

浮肿案

张某，女，44 岁。患目窠浮肿，胀如卧蚕，两目流泪涓涓不止，遇见风寒或劳累时更为严重。其人面色黧黄，舌体胖大而嫩，苔薄白水滑，脉沉。泪多主于阴气内盛，阴盛则阳弱，阳虚不能行水化湿，则水湿邪气泛溢为肿。

党参 9 克　白术 15 克　干姜 3 克　炙甘草 6 克　茯苓 24 克　黄芪 18 克　砂仁 3 克　桔梗 3 克　肉桂 3 克　陈皮 6 克

服药二剂后，证情明显减轻，转用真武汤温肾利水，三剂，加服肾气丸 20 丸，服药尽而后肿消泪止。

【解析】理中汤用以理中焦，是治理中焦太阴脾家虚寒的主方。太阴虚寒证，或因寒湿邪气直中太阴，或因过食生冷内伤脾阳而成，脾阳虚弱，中虚不能运化，则寒湿凝滞。所以太阴虚寒以脾阳弱而寒湿盛为两大特点。理中汤既能温补太阴脾阳，也能散中焦寒湿。如果中焦虚寒未能得到及时的温补，发展下去就能导致下焦肾阳不足。《伤寒论》说："自利不渴者，属太阴，以其脏有寒故也，当温之，宜服四逆辈。"仲景早已示人脾肾阳气互相影响的关系。本案先投理中汤加肉桂治脾而顾及肾，后用真武汤温肾以暖脾，即取意于此。

临床运用理中汤，随证加减的方法比较多，比如兼见胃寒气逆，恶心呕吐者，加丁香、吴茱萸，名为丁萸理中汤；兼见胃寒吐蛔者，加乌梅、川椒，名为椒梅理中汤；兼见寒湿下注而腰痛肢重者，加苍术、附子，名为苍附理中汤；兼湿邪蕴郁，小便不利者，加茯苓、泽泻，名为苓泽理中汤；兼大肠湿热，虽下利但黏滞不爽者，加黄连，名为黄连理中汤等等，灵活化裁，每可取效。

《伤寒论》中还有改理中汤为理中丸一法。功用虽同，但服法很有讲究。服用理中丸治疗太阴虚寒下利证，一定要遵循"日三四，夜二服，腹中未热，益至三四丸"的服药方法。今人喜食冰制之物，即使冬日寒凉，也多有食冰糕、冰淇淋之类者，以致寒冷伤中者不少。每每服用理中丸，一日不过三丸，设若无效，则谓理中丸无功，而不知其服药不得法之故。所以，服药方法不可不深究。

又附：下利案

曾治一患儿，出生才六个月，却患下利三个月。询其致病原因，在于其母恐母乳不足而在三个月时即以牛肉汤喂之。稚弱之体，不能受肥厚之物，运化功能受损，以致下利日十余次。舌质淡嫩，苔白略腻。投以理中汤原方：

党参 6 克，干姜 1.5 克，白术 3 克，炙甘草 3 克，水煎喂服。

二剂而愈。

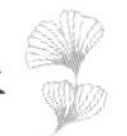

66. 桂枝人参汤证

协热下利案

陈某，女，19岁。外感风寒已四五天，头身尽痛，发热恶寒，大便作泻，每日四五次，腹中绵绵作痛，曾服藿香正气散无效。脉浮弦而缓，舌苔薄白而润。此太阳病，外证未除，协热而利，表里不解，当用桂枝人参汤主之。

党参10克　干姜10克　白术10克　炙甘草6克　桂枝12克

先煮理中汤，后下桂枝，昼夜分温三服，两剂而愈。

【解析】桂枝人参汤即理中汤加桂枝之法。理中汤温补中焦虚寒，桂枝解散太阳表邪，属于表里同治。《伤寒论》中治疗表里同病有几个原则：一是表里俱实，或是表虚里实，应先解表、后治里，且先表后里也是一般常用的方法；二是表实里虚，应先治里，然后再解表，否则表邪入里则使病情更为复杂；三是表里俱弱，则往往需要表里同治，桂枝人参汤证即属于表里俱虚的病变。所以，凡遇到表里同病的情况，一定要分清表里治疗之先后。

“协热下利”是表里同病的一种典型表现，也就是下利协同表证的发热同时出现。但这种情况又分为两种——有里热下注而下利，协同表实发热者；有里寒下利而协同表虚发热者。前者可用葛根芩连汤治疗，后者则需用桂枝人参汤治疗。这在临床上也应该辨识清楚。

67. 四逆汤证

腹痛阴抽案

罗某，男，50岁。夏暑天热而汗出颇多，自觉燥热干渴。入夜又行房事，事后口渴更甚，乃持杯大口饮喝凉水。不多时便觉小腹急痛，阴茎内抽，手足发凉。次日来诊，其脉沉而弱，舌质嫩苔白。此少阴阳虚而复受阴寒之重证，急当回阳散寒以救逆。

附子12克　干姜10克　炙甘草10克　小茴香6克　荜澄茄6克

服药仅一剂，则痛止厥回而安。

【**解析**】足少阴肾为一身阳气之总司，若少阴阳气一衰，则周身阳气也随之而衰。所以，当少阴真阳衰竭，证候显露时，就应速投四逆汤急温，绝不可因循观望。从本案治疗来看，患者在夏日汗多耗气之时行房，先伤其阳，复又暴饮凉水而致寒气内客厥阴经脉。厥阴经脉绕阴器而抵少腹，所以腹痛而阴抽。但从脉沉弱、四肢厥冷来看，是少阴肾阳已衰，所以急用四逆汤温回少阴真阳以救逆，加小茴香、荜澄茄入厥阴以散肝经寒邪。药证相合，故能一剂而愈。

68. 四逆加人参汤证

但欲寐案

曹某，年在花甲之外，其子挟掖来诊。患者终日精神萎靡不振，昏沉嗜睡，梦其先祖老辈亡人仍着昔时衣装迎其同归，自以为阳寿已至，言讫而泪下。诊其脉沉弱无力，舌胖苔白。此阳光不振而群阴用事，故但欲寐而梦见鬼状，属少阴虚寒证，病情虽危，急温犹可活之。

附子 15 克　干姜 6 克　炙甘草 9 克　人参 9 克

服药三剂后，曹叟精神渐增，眠睡安然，亦不复梦见昔日故人。后来改用桂附八味丸与补中益气汤，服至 20 余剂，渐至康复。

【**解析**】《伤寒论》说："少阴之为病，脉微细，但欲寐也。"以此一脉一证作为辨证要点，揭示了少阴病阴阳俱虚而以阳虚为主的病理变化。脉微主阳虚，脉细主阴虚，但是"微"在前而"细"在后，则含有以阳虚为主的涵义。所谓"但欲寐"，形容病人似睡非睡，精神萎靡不振的状态。神以精为体，精以神为用。精气充实，则神态自然充沛；精气不足，则神态萎靡而衰败。少阴属肾，主蛰，为封藏之本，受五脏六腑之精而藏之。如果少阴阴阳皆虚，精气不足，自然出现"但欲寐"。本案老翁年逾花甲，精气不足，肾脏已衰，阳光不振而群阴用事，非四逆汤不能温之；但四逆汤能回少阴阳气而不能补少阴之阴气，所以加人参生津滋阴，又能大补元气。所以，四逆加人参汤用于亡阳虚脱而脉沉不起，以及阳损及阴，阴阳两伤者，最为妥当。

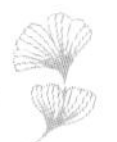

69. 白通汤证

肢厥腹泻案

林某，男，60岁。因食冷凉之物而病腹泻，每日四五次，腹中幽幽冷痛，手足厥冷，脉沉伏欲绝。先投四逆汤，服药后腹痛似乎有所减轻。但腹泻仍未能止，脉象如故。复思《伤寒论》有“少阴病，下利，白通汤主之”之说，想来正为此证而设。

附子15克　干姜10克　葱白5茎

服药一剂，即脉起而手温；再服一剂，腹泻止而安。

【**解析**】白通汤即四逆汤去甘草加葱白而成。葱白辛滑性热，专能通阳气而破阴寒，用于温阳剂中，可以疏通被郁之阳气。所以，白通汤适用于少阴寒证，阴邪太盛不但伤阳，而且抑遏阳气，以致阳气既不能固于内，又不能通于脉，处于既虚且郁的状态。这种情况与单纯的阳虚证既有共同的一面，如下利、四肢厥冷；又有不同的一面，单纯阳虚脉见微弱欲绝，而阳虚且郁则表现为脉沉伏不起。四逆汤只能回阳救逆，却不能回阳通郁。所以，临床治疗阳虚性下利肢厥而用四逆汤不效时，即可考虑改用白通汤治疗。清代医家钱潢曾说：“盖白通汤即四逆汤而以葱易甘草。甘草所以缓阴气之逆，和姜附而调护中州；葱则辛滑行气，可以通行阳气而解散寒邪。二者相较，一缓一速，故其治亦颇有缓急之殊也。”（《伤寒溯源集》卷之九）

70. 桃花汤证

下利脓血案

程某，男，56岁。患“肠伤寒”住院治疗已40多天，仍大便泻下脓血，血多而脓少，每日三四次。伴腹痛阵发，手足发凉，神疲体倦，饮食减少。其人面色夭然不泽，舌体胖大质淡，脉弦缓。

此为脾肾阳虚，寒伤血络，下焦失约，属少阴虚寒下利，便脓血无疑。

但因久利之后，不仅大肠滑脱不禁，而且气血亦为之虚衰，所以治疗当温涩固脱兼益气生血。

赤石脂 30 克（一半研末冲服，一半入汤剂煎煮） 炮姜 9 克 粳米 9 克 人参 9 克 黄芪 9 克

服三剂后脓血止；再服三剂大便转常，腹中安和，饮食增进。转用归脾汤加减，巩固疗效而收功。

【解析】桃花汤是专门为治疗少阴虚寒下利，久病入络，由气分深入血分，以致脾肾阳虚，气不摄血的下利便脓血证而设。根据临床观察，本证一般具有以下几个临床特点：①大便稀溏，滑脱不禁，脓血杂下，但血色晦暗不泽，其气腥冷不臭，无里急后重及肛门灼热感；②伴见腹痛绵绵而喜温按；③由于久利而伤津液，所以往往小便不利。服药后，大便止则小便利，脓血除则腹痛止，是属于温涩固脱，治病求本之法。此外，本方对久痢、久泻，凡属虚寒滑脱者，皆可应用。

71. 真武汤证

（1）头痛案

李某，男，32 岁。患者为汽车司机，夏日开车时，因天气炎热，常在休息时畅饮冰镇啤酒或汽水，每日无度。至秋即觉头痛，每每在夜晚发作，疼痛剧烈，必须以拳击其头部，或服止痛药片始能缓解。伴有视物昏花，病程已一月多。望其人面色黧黑，舌质淡嫩，苔水滑，脉沉弦而缓。此属阳虚水泛，浊阴上窜，清阳被蒙之证。

附子 12 克 茯苓 18 克 白术 9 克 生姜 12 克 白芍 9 克 桂枝 6 克 炙甘草 6 克

服药六剂后，头痛明显减轻，改服苓桂术甘汤四剂而愈。

（2）房劳伤饮案

郝某，男，30 岁。夏月行房事后，因觉燥热而饮凉啤酒近一升，至黎明时忽觉少腹疼痛拘急，不一会儿疼痛加剧，四肢头面冷汗淋漓，其妻陪

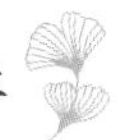

同急请中医诊治。其人面色苍白，询知小便短少色清。两手脉皆沉，尺部脉尤甚，舌苔白润。此乃少阴阳虚寒证，水邪不化为病。

附子 12 克　生姜 12 克　茯苓 15 克　白术 10 克　白芍 10 克

服药一剂而安。

（3）腹痛腹泻案

孙某，女，60 岁。左上腹部隐隐冷痛如掌大，每于子夜时分疼痛发作，丑时腹泻，完谷不化，有黏液如涕，或如烂柿，腹中雷鸣，出冷汗，纳食减少。经服胃舒平、酵母片及温胃理气等中药无效。病程已有三个多月，询知病证起于天寒食冷，因体阳虚弱，以致脾肾俱寒。

先用附子粳米汤，服二剂后胃痛、肠鸣减轻。再诊时告知后背恶寒而疼痛，改用真武汤温阳利水，以治寒邪。

附子 15 克　生姜 15 克　白芍 10 克　白术 10 克　茯苓 15 克

二剂后腹背疼痛止，恶寒轻，腹泻未作。因左胁有时作疼，是寒邪犯于厥阴，于上方中加入吴茱萸 15 克，又服一剂而证消。

【解析】真武汤又称玄武汤。玄武为北方镇水之神，因本方有扶阳祛寒镇水之功，所以名为真武汤，用于少阴阳虚有寒，水气不化等证。《伤寒论》所说“腹痛，小便不利……此为有水气”，指出了本证的病机关键所在。阴虚阳亢者多动风，而阳衰阴盛者每多动水，这是疾病发生发展的一个基本规律。阳虚动水，一般用苓桂剂进行治疗，如果病及于肾，阳气虚衰，心悸头眩，站立不稳，振振欲擗地，则必须用真武汤治疗。服用真武汤后，肾阳得温，而水气犹未能尽化，则又可用苓桂剂温药和之。

72. 黄连阿胶汤证

（1）失眠案一

张某，男，25 岁。心烦意乱，尤其以入夜为甚，难以睡眠，常觉居室狭小，憋闷不堪，而欲奔赴室外。舌尖红赤起刺如草莓，脉数。此乃心火燔烧而肾水不能上承，以致心肾不能相交，火盛于上，水亏于下，形成水火失济、阴阳不和之证。

黄连 10 克　黄芩 6 克　阿胶 10 克　白芍 12 克　鸡子黄 2 枚　竹叶 6 克　龙骨 12 克　牡蛎 12 克

服一剂烦减，二剂寐安。

（2）失眠案二

孙某，男，22 岁。患者心烦面赤，头上汗出，夜寐不实。伴头目眩晕，耳鸣，口干欲饮，小便黄，舌质红绛而少苔，脉细数。证属阴虚火旺。

当归 10 克　黄连 10 克　黄柏 10 克　黄芩 6 克　生地 12 克　熟地 12 克　黄芪 12 克　牡蛎 18 克

三剂后汗止，面赤减，但心烦郁闷更甚，夜难入眠。此因归芪甘温，汗虽止而心火未清，所以难以入眠，乃变泻火固表为清心滋阴之法，用黄连阿胶汤治之。

黄连 6 克　黄芩 6 克　阿胶 10 克　白芍 10 克　鸡子黄 2 枚

服药三剂，恬然入睡。

【解析】黄连阿胶汤是治疗少阴阴虚火旺，心肾不交，水火失济之方。少阴包括手少阴心与足少阴肾。心主火而位居于上，肾主水而位居于下。在正常的生理情况下，心火要不断下降以温肾水，使肾水不寒；肾水亦需不断上承以济心火，使心火不亢。心肾借助经脉的联系与沟通，使得上下水火交济，以维持人体阴阳的相对平衡状态。如果少阴肾水亏虚，心火无制而上炎，就会导致心肾不交、水火失济的病理状态。这种病理状态下所产生的最常见的病证就是“心中烦，不得卧”。心烦不得卧寐是说心烦之证为重而并非一般，其舌脉的特点是：舌质红绛少苔或光绛无苔，甚则舌尖红赤起刺、状如杨梅，脉细数或弦数。黄连阿胶汤中，芩、连苦寒以泻心火；鸡子黄、阿胶血肉有情之品以滋肾水；芍药与芩、连相配，酸苦涌泄以泻火，与鸡子黄、阿胶相配，酸甘化液以滋阴，同时还能敛热安神以和阴阳。因而全方具有滋阴泻火，交通心肾之功。但临床运用时一定要注意煎服方法：一是阿胶烊化后兑入汤药中；二是鸡子黄不可与他药同煎，应当等待去滓稍凉时纳入汤中，搅令相得服之。

（3）更年期综合征案

程某，女，47 岁。天癸将竭，已值更年期，患病至今已有三年多。每

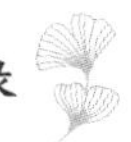

次发病开始时便觉心中烦乱，莫能言状，继而周身烘热难忍，少顷则蒸蒸汗出，汗出后则热去而安，每次发作约5分钟。近来发作频繁，每半小时左右发作一次，不分昼夜，夜不能安寐，伴见大便或干或稀而不调。舌质红绛少苔，脉弦、按之无力。

黄连12克　黄芩3克　阿胶12克　白芍6克　鸡子黄2枚

服药五剂后显效，病发次数减少，每天发作仅4～6次，夜寐转佳。改用“壮水之主以制阳光”，投三甲复脉汤，又服十余剂而愈。

【解析】观本案病证，先心中烦乱，再周身烘热，最后汗出而退，如此循环不已者，属于阴不制阳、阴阳失调的病理反应，多见于妇女更年期。诊治之法，以调和阴阳为原则，主要从三个方面入手：一是从肾调治，凡见舌质红绛少苔，心烦而不得寐者，用黄连阿胶汤滋阴降火，交通心肾；二是从脾胃调治，凡见舌质淡而苔白，纳食不香者，用桂枝汤调和脾胃以滋营卫阴阳；三是从肝胆调治，凡见舌苔白腻，心悸胆怯，头晕呕恶者，用温胆汤清利肝胆以化痰热。

黄连阿胶汤虽以滋阴降火为主，但对于阴虚较甚的患者，若服药后火热证已去，则应该减少芩、连的用量，或去掉芩、连而加强滋阴养液的作用。因为阴虚火旺证的关键在于阴虚不能济火，如单纯用滋阴或单纯用降火的方法都无济于事，二者必须同用。待其火势已减，如果再用芩、连则恐其苦寒反而化燥成火，所以应当减量或去之，而增加滋阴之剂以防火势再起。在这种情况下，最佳的方剂选择就是三甲复脉汤。三甲复脉汤从黄连阿胶汤演化而来，无芩、连苦寒化燥之弊，有三甲填补真阴之功，壮水之主以制阳光，是少阴阴虚证的治本之法。

（4）咽干案

赵某，男，49岁。患慢性肝炎数年，现症以口中干涸乏津为主，口腔有麻木不适感，舌体硬而有蜷缩之状，舌尖红赤，脉沉弦。曾用益胃汤、白虎汤加花粉等治疗均无效。证属阴虚少津无疑，为何治疗无效？于是又仔细询问其证，才得知其尚有心中烦、夜寐不安等症，改用黄连阿胶汤治疗。

黄连6克　黄芩3克　阿胶10克　白芍10克　鸡子黄2枚

服药仅三剂，则口腔湿润，干渴不复存在。

【解析】本案以口中干涸为主诉，先用益胃汤、白虎汤加花粉等治疗反而无效，原因就在于辨证时没有抓住心烦不得寐这一主证，因而就忽视了肾水不足复加心火上炎这一病理变化。所谓主证，也就是辨证要点，这是决定全局而占主导地位的证候，直接反映了疾病的基本性质及规律，因而也是最可靠的临床依据。只有抓住主证，才符合辨证的思维方式，才能进一步认清兼证与变证，分清辨证的层次，从而使辨证的程序井然有序。因而，抓住主证是临床取得疗效的关键所在。但是，临床上要做到娴熟地抓住主证并非容易之事，因为病人的主诉有时并非辨证所需的主证，这就容易造成错觉。所以首先要求医者多读书，读好书，把每一种病证，每一个方剂的主证，及其主要病机熟记于心中；其次，还要在临床上多实践，多揣摩，反复印证，才能提高抓主证的水平。

(5)月经淋漓案

陈某，女，25岁。月经淋漓不断，往往前次月经未尽，下次又潮，伴见面色萎黄，疲乏无力，心烦难寐，或偶尔得眠，又乱梦纷纭，反增疲倦。曾多次服用温补涩血之剂，六脉滑数，舌红尖赤。心火上炎，无水以制，阳亢不能入于阴中，故而心烦难寐；心主血脉，心火盛则血不安经，因此月经淋沥不止。然而心火上炎，实由肾水不滋所致。

黄连10克　黄芩6克　阿胶10克　白芍10克　鸡子黄2枚

服药五剂，则血止，寐安。

【解析】黄连阿胶汤治疗月经淋漓、崩漏而有阴虚火旺见证者，疗效很好。《素问·评热病论》说："胞脉者，属心而络于胞中。"如果肾水亏而不足以上济心火，心火却移热于胞宫之中，逼迫胞中血溢而不安于经脉之中，则发生经淋崩漏之证。经血属阴类，经血淋漏不止则更伤阴气，阴气伤则火更炽，从而导致一种不良的循环；通过滋阴降火的方法，以重新恢复阴阳的平衡状态，从而达到治疗目的。

(6)腰腿寒冷案

李某，男，43岁，1978年10月，在无明显诱因的情况下，自觉两下肢发冷，并逐渐向上发展至腰部，向下至足心，寒冷之状如赤脚立于冰雪之中，寒冷透骨，并有下肢麻木，有时如虫行皮中状，以后寒冷又进一步发展至两胁之间。伴有阳痿不举，小便淋沥。一年半来，曾在北京各大医院，经中西医多方治疗均无效。视其双目有神，面色红润，舌质绛，脉弱略数。

初按肝胆气郁，阳气不达之阳郁厥证论治，投四逆散加黄柏、知母

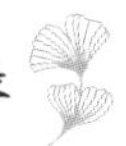

无效。

再诊时，询知有心烦寐少，多梦，身半以上汗出。此当属黄连阿胶汤证，但下肢为何厥冷？因而想到《伤寒论》中曾说："太阳病二日，反躁，凡熨其背而大汗出……故其汗从腰以下不得汗，欲小便不得……足下恶风"，以及"微数之脉，慎不可灸，因火为邪，则为烦逆……因火而盛，病从腰以下必重而痹"。由此可见，凡火热盛于上者，必痹于下，而形成上下阴阳格拒之势。本证火气独在上，故心烦不得眠而身半以上汗出；阳气不下达，故腰腿以下厥冷。

黄连 9 克　黄芩 3 克　阿胶 9 克　白芍 6 克　鸡子黄 2 枚

服药三剂后，下肢寒冷麻木等明显减轻，心烦汗出等症也大有好转。上方加丹皮 6 克，并同时服用知柏地黄丸而愈。

【解析】本案辨证分析较为详细，在此无需多语。但是，细心的读者会注意到，前述附子泻心汤证宋某一案，与本案病证极为相似，为什么彼用附子泻心汤而此则用黄连阿胶汤？确实，二案证候表现皆为上热下寒，上下水火失交之象。但是附子泻心汤证的形成是以真阳不足为前提，热是真热，寒是真寒，所以，必须用附子以温下寒，用三黄以清上热；而黄连阿胶汤证的形成则是以真阴不足为前提，由于心火独盛于上而阳气不能下煦，所以用滋阴降火的方法治疗。虽然二者均出现上热下寒的证候表现，但通过四诊合参，就不难发现二者的不同之处。附子泻心汤证由于以阳虚为前提，所以往往见有大便稀溏，形寒汗出，舌质淡嫩或黯红，舌体胖大，苔白或苔白润；而黄连阿胶汤证由于以阴虚为基础，所以往往可见口咽干燥，小便短赤，舌质红绛或光绛无苔，舌体瘦小等。

73. 猪苓汤证

（1）腰痛案

边某，女，23 岁。1967 年曾患左肾积水而经大同市某医院手术治疗。至 1975 年，右肾区常常疼痛，经北京市某医院同位素扫描后发现右肾内梗阻并有轻度积水。现症：腰痛，小便不利，大便不爽，口咽发干，伴有痛经。舌质红绛，苔水滑，脉沉细弦。辨为阴虚有热而与水相结。

猪苓 10 克　泽泻 15 克　茯苓 18 克　滑石 18 克　阿胶 10 克　瓜蒌皮 12 克　紫菀 10 克　青皮 10 克　麦冬 24 克

服五剂，小便利，大便正常，腰痛减轻。上方加杏仁、枇杷叶各 10 克，又服五剂，疼痛亦止。

(2) 尿血案

刘某，女，35 岁。患慢性肾炎，腰痛，小便不利，尿血，眼睑浮肿。尿检：蛋白(+++)，红细胞满视野。舌质红绛苔净，脉细数。

猪苓 10 克　茯苓 30 克　泽泻 15 克　滑石 18 克　阿胶 10 克　旱莲草 30 克　女贞子 10 克

服药三剂后，腰痛减轻，小便利。尿检：蛋白(+)，红细胞(+)。转方改用：桑寄生 30 克，山药 24 克，茯苓、杜仲、狗脊、枸杞子、补骨脂各 10 克。

又服四剂，腰痛止，肿消，尿检正常。疏右归丸一料巩固。

(3) 产后下利案

崔某，女，35 岁。产后患下利，前医作脾虚论治，曾服不少补脾药而无效。症见：下利而口渴，舌绛而苔薄黄，脉沉略滑。初以为厥阴下利，投白头翁汤不效。细询后，知有夜寐不佳，咳嗽而下肢浮肿与小便不利等症。

猪苓 10 克　茯苓 10 克　泽泻 10 克　滑石 10 克　阿胶 10 克

连服五剂后，小便畅利，腹泻随止，其他各症亦消。

(4) 眩晕案

张某，女，39 岁。头目眩晕如坐舟车，且头沉项强，舌绛苔白，脉沉滑。西医诊断为“梅尼埃综合征”。始用温胆汤加味以化痰热，药后无效。仔细询问后知有心烦眠差、小便不利等水证，改用猪苓汤。

猪苓 12 克　茯苓 12 克　泽泻 12 克　滑石 12 克　阿胶 10 克

上方服五剂后，证情明显好转，去阿胶，加桂枝、白术、太子参等，又服六剂而安。

(5) 头痛案

患者为德国男性青年，有慢性肾炎病史。近三个月屡发头痛，或轻或

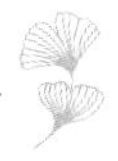

重，伴小便不利，舌质红苔滑腻，脉沉。此下焦水热上冒清阳，欲解其上，当利其下。

猪苓 15 克　茯苓 30 克　泽泻 15 克　滑石 15 克　阿胶 10 克

前后共服十余剂，小便畅利而头痛止。

【**解析**】猪苓汤是治疗少阴阴虚水停，水热互结的一首名方。少阴肾脏为主水之脏，对人体内的水液代谢起着十分重要的调节作用。肾主水的功能包括了两方面，即肾阴与肾阳的作用。众所周知，少阴阴虚，肾气不能温化水液，能够导致阳虚水泛证，用真武汤治疗。然而，肾之所以能够主水，却不仅是阳气的一方面作用。事实上，肾主水的功能是肾气对水液代谢所起的作用，即所谓气能化水，气能行水。而肾气的产生与强弱，则取决于肾阴与肾阳两个方面。肾阴是产生肾气的物质基础，而肾阳则是肾气的功能反映。可见阴阳二气互为体用，以促进肾气的生成并维护其主水的功能。因此，无论是肾阳虚或肾阴虚都能导致肾气虚弱，从而减弱其主水的功能，使得水液内停而为邪。

肾阴不足所产生的水液病变在病理上与肾阳虚弱所导致的水液病变有所不同。一方面阴虚导致停水，另一方面肾阴虚不能上济心火，又能产生内热，停水与内热相互搏结，则形成了水热互结这一特殊的病理结果。所以，临床表现既有水邪为患的小便不利，咳而呕渴，或下利等症，又有阴虚内热的心烦不得眠。除此之外，腰部酸痛和尿血亦是该病证的两种常见症状。

需要指出的是，黄连阿胶汤证与猪苓汤证均属少阴阴虚为主的热化证，由于二者病机偏重不同，所以治疗方法也不同，但是由于二者都是以肾阴虚为基础，所以在病机、病证上存在着相互转化的条件。

74. 猪肤汤证

咽痛案

某女，20 岁。因歌唱过度而致咽喉疼痛，声音嘶哑，屡服麦冬、胖大海之类药物无效，适值演出之时，心情十分焦急。视其舌质红而少苔，脉细。辨为肺肾阴虚，虚火上扰之“金破不鸣”证。

净猪肤半斤

上一味，熬汤成后调入鸡子白，徐徐呷服，服药尽，则咽痛止而音哑除。

【解析】猪肤汤治疗少阴阴虚、虚火上扰所致的咽痛证，疗效甚好，只可惜现今临床上很少采用此法，动辄用麦冬、沙参、玉竹、生地及蝉衣、玉蝴蝶之类，非但不效，反而因其滋腻而生痰湿。猪肤即猪皮，以去尽皮下肥油者为佳。使用时将猪皮洗净，置水中文火慢熬，待其皮烂能嚼之时，或调入鸡子白，徐徐呷服，或加白蜜、熟米粉调和，分温服之。此物能滋润肺肾，清少阴浮游之火，其性虽润，却无滑肠之弊，清热润燥而不滞腻，用来治疗阴虚而热不甚，又兼下利脾虚的虚热咽喉疼痛，最为相宜。

75. 半夏汤证

音哑案

丁某，女，36岁。患音哑、咽喉肿痛半年多，伴咽喉痞闷，大便偏干，小便自调。舌苔薄白润滑，脉浮。证属寒遏阳郁，经脉不利，治当散寒开结。

半夏15克　桂枝12克　炙甘草6克

服药六剂后，咽喉肿痛及痞闷明显减轻，已能发出声音但不清晰。上方加竹茹6克，又服六剂后，音哑已除，说话声音如常人。

【解析】咽喉部位的病变是临床上常见病之一，但治疗往往缺乏令人满意的疗效。究其原因，多属辨证思路单一，以及选用方药不当。《伤寒论·少阴病篇》对咽喉病论述甚详，辨证从寒热虚实各个方面着手，给人以很大的启迪，因此，研究《伤寒论》中各种咽喉病变的证治，无疑将有助于提高这方面的临床疗效。半夏汤是其中治疗寒凝咽喉、经脉不利的一首方剂，具有散寒开结、化痰通痹的功效，专门用以治疗寒性的咽喉疼痛及音哑；临床上常将本方与麻黄汤或桂枝汤合用，以治疗外感风寒所引起的咽喉疼痛。另外，本方还可改用散剂，即将三味药等量研末，用温水或热米饮冲服，适用于慢性咽喉病变需长期调治者。

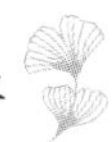

76. 四逆散证

(1)阳痿案一

李某,男,32岁。李某之妻探亲而来,一路辛劳,李某却欲当夜求欢,被其妻拒绝,因而七情受郁,竟成阳痿之证。曾多服温补壮阳之品,无济于事。诊其六脉皆弦,舌质红苔白,更有胸胁痞满,因此辨为肝气郁结而相火悖逆,疏泄之用废弛而阳气内郁不达。气有余必化火,则内伤其阴;又屡服壮阳之品,使阳气更壅而气机更阻。必当开郁理气,兼和其阴。

柴胡 12 克　枳实 10 克　白芍 10 克　炙甘草 10 克　生地 10 克　熟地 10 克　天冬 10 克　麦冬 10 克　丹皮 10 克　茯神 10 克

服药仅三剂,阳气通畅而愈。

(2)阳痿案二

张某,男,20岁。病人自述阳痿已3年,伴有遗精、滑精,小便黄短不利,少腹闷而不舒。脉沉弦有力,舌红苔薄黄。此青年未婚而阳痿不起,病多始于有所思而不能遂愿,久之而成气郁,郁则阳气不达,故阳痿;郁而化火,相火妄动,故遗精梦滑。治宜开郁为先。

柴胡 12 克　枳实 12 克　白芍 30 克　炙甘草 9 克

服药四剂后,少腹觉舒,遗精已止。原方又服六剂,病人自述晨起时阴茎已能勃起。此气机已开,改用龙胆泻肝汤以清肝胆之火。服用六剂后,各方面均已正常,嘱其慎养为宜。

(3)女子阴冷案

徐某,女,32岁。肝郁为病,胸胁胀满,善太息,呕吐酸苦,月经前后不定期,小腹疼痛。自患疾以来性欲冷淡,厌夫独宿,神情抑郁而默然。脉沉弦,舌苔白。大凡肝肾同源,其气相通,所以肝郁极易导致肾气亦郁。肾主二阴而司生殖,肾郁气结则机能不用,故而春情泯灭,意志消沉。当用四逆散开郁舒肝,以开肾气之郁。

柴胡 15 克　枳实 12 克　白芍 15 克　炙甘草 10 克　郁金 10 克　菖蒲 10 克

服药共约七八剂而愈。

（4）阳郁挟饮案

刘某，女，33岁。患脘腹胀满，连及两胁，以小腹为甚，并自觉腹中寒栗而冷，大便初硬后溏，有时挟血，病程已一个多月。平素月经后期，量少色深，脉沉弦，舌苔薄白。先以四逆散合小柴胡汤治之，服药三剂后，小腹胀满明显减轻，但腹中内寒反而加剧，再审其舌，舌体胖而舌质淡，苔水滑，乃知非但阳气内郁，并且挟有水饮邪气。

柴胡10克　枳实10克　白芍10克　炙甘草10克　桂枝10克　茯苓15克　大枣8枚

服药六剂后，诸症全部消失，大便转常，腹中转温。以四逆散加茯苓、泽泻以调其后。

（5）气郁厥证案

全某，男，32岁。患者手足厥冷，疼痛麻木，不堪其苦。厥冷时手足汗出，其汗出程度随厥冷之深浅而变，厥深则汗多，厥浅则汗少。曾服附子、干姜等回阳救逆而无效。视其人体格健壮，面颊丰腴，两目有神，决非虚人之象。诊其脉沉弦而有力，舌质红苔白。脉沉有力，主肝胆气机郁结。气郁阳结，疏泄不利，则阳气受阻不能达于四肢，所以四肢厥冷；然阳郁则热逼津液外渗，故汗出。此非阳虚之寒厥，亦非阳盛之热厥，乃是“阴阴不相顺接”之气郁厥证。用四逆散疏达气血以通阳气，使阴阳气相互顺接则愈。

柴胡10克　枳实10克　白芍10克　炙甘草10克

服药一剂后，患者自觉有气自心下部位往下行走，直抵少腹，腹中微微而动，顿感周身轻爽，随之则手足转温，汗出减少。

二剂后，四肢疼痛麻木有明显好转，但汗出仍不能止。上方中加桂枝6克、牡蛎30克，意在取桂枝配芍药以和营卫，牡蛎敛汗以和阴阳，又服二剂，则手足转温，汗已止其六七，患者自以为病愈而未来复诊。

过4天后，病证复发，厥汗如初。为何药已奏效而不能持久？思之良久而认识到，郁结之阳虽然已通，但被郁火所伤之阴未能及时滋补。阴不足而不能制阳，则反被阳逼而为汗；汗出更伤其阴，阳无偶则自郁而复厥。唐人王冰曾说：“益火之源以消阴翳，壮水之主以制阳光。”所以，郁阳之气宜疏，而弱阴又不可不救，乃用四逆散与六味地黄汤合用，重用熟地30

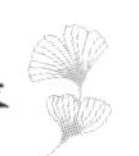

克，又服六剂，厥回冷消，汗出已止。此后再未复发。

【解析】四逆散是治疗少阴阳气郁遏，枢机不利而致四肢厥冷的主方。少阴主水火二气，内寓真阴真阳。心肾之水火阴阳相交既济，是人体正常生命活动的必要条件之一。而维护水火阴阳的交济，则有赖于少阴的枢机作用，所以说“少阴为枢”。如果说少阳为三阳之枢，是调节周身气机内外上下运动的重要枢纽，那么，少阴为三阴之枢，则是调节水火阴阳的重要枢纽。少阴枢机不利，阳气被郁，不能通达于四末，即可以导致四肢厥逆。四逆散中用柴胡、枳实解郁开结以疏达阳气；芍药配甘草利血脉以和阴气，即所谓“治其阳者，必调其阴；理其气者，必调其血”。根据临床观察，导致少阴气郁致厥的原因主要是在外感热病过程中，过早地或过量地使用寒凉药物，阳气冰伏而闭郁于内。至于肝肾同体而由于气郁阳结的则多属情志所伤，亦不能排除在治疗之外。

少阳为枢，少阴亦为枢，其枢机所主虽然各不相同，但其枢机以利阴阳之气升降出入则一，所以小柴胡汤与四逆散皆用柴胡解郁利枢为主。然少阳气郁，每每引起相火郁悖，所以小柴胡汤有黄芩以清之；少阴气郁，往往导致气血阴阳不利，所以四逆散中有芍药以和之。以上将两方之异同大概进行了分析，以备用方之参考。

77. 吴茱萸汤证

（1）胃脘疼痛案一

刘某，男，32 岁。有十二指肠溃疡病史，现今右上腹疼痛，每于夜间发作，伴寒战，呕吐酸水，大便反干，舌苔水滑，脉沉弦而缓。

吴茱萸 12 克　生姜 15 克　党参 9 克　大枣 12 枚　当归 15 克

服药一剂，疼痛缓而吐酸减，又加香附、高良姜各6克，三剂后疼痛止。

（2）胃脘疼痛案二

某女，32 岁。主诉胃脘疼痛，多吐涎水而心烦。舌质淡嫩，苔水滑，脉弦无力。初以为胃中有寒而心阳不足，投以桂枝甘草汤加木香、砂仁，无效。再询其证，有烦躁夜甚，涌吐清涎绵绵不绝，且头额作痛，辨为肝胃虚寒挟饮。

吴茱萸 9 克　生姜 15 克　党参 12 克　大枣 12 枚

服三剂后诸症皆消。

(3)呕吐案

周某，男，27 岁。患慢性肾炎而住院治疗，症见：恶心呕吐，泛逆酸水，至夜间则发生寒战，全身振栗如疟，其人面色黧黑，舌质淡嫩，苔薄白而润，脉弦缓无力。

吴茱萸 12 克　生姜 15 克　党参 9 克　大枣 12 枚

共服药五剂，呕吐与寒战皆止。唯肾炎化验仍有蛋白。

(4)呃逆案

姜某，女，39 岁。患呃逆，连声不断，声低无力，而且心下逆满，时时气窜作痛，纳呆，神疲乏力，面色萎黄。舌苔白润，脉弦无力。此属胃气虚弱，中焦运化无权，肝气挟寒饮冲逆所致。

吴茱萸 9 克　生姜 15 克　党参 15 克　大枣 12 枚　茯苓 9 克　桂枝 9 克　炙甘草 9 克　陈皮 15 克

服药二剂，小便甚利，胃中觉宽，呃逆止而饮食增进。

(5)脘胁胀满案

丁某，男，53 岁。胃脘及胸胁胀满，进食后更甚，以致饮食日减，四肢乏力。舌质淡，苔白而滑，脉弦缓无力。此乃厥阴肝经之水寒上犯胸阳，气闭为胀，必口中多涎。

吴茱萸 12 克　生姜 15 克　党参 9 克　大枣 7 枚　桂枝 6 克　厚朴 12 克

服一剂则胀满减，胸胁顿觉舒畅。上方内增加吴茱萸至 15 克，加半夏、茯苓涤饮和中，共服八剂而愈。

(6)腹包游移案

杨某，女，42 岁。所诉之证甚奇，每日天将拂晓时，小腹部隆起一软包如鸡蛋大小，从下往上游移，抵胃脘则呕吐苦水黄涎，伴头目眩晕。每

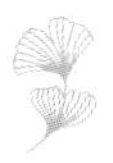

次发作2小时左右，然后自动消失，舌苔白而水滑，脉沉弦。此属厥阴寒气挟饮而上冲于胃，以致胃寒气逆。治当暖肝温胃，平冲降逆。

吴茱萸9克　生姜15克　党参6克　大枣7枚　桂枝9克　茯苓12克　白术6克　炙甘草6克　川椒炭6克　半夏9克　川楝9克　黄连2克

共服六剂而愈。

(7)腹痛案

闫某，男，37岁。有十二指肠溃疡病史，每夜子时，先左下腹发胀疼痛，继而呕吐酸水，伴寒战，头目眩晕。夜复一夜，很有规律。舌质淡嫩，苔白润，脉弦缓无力。

吴茱萸12克　生姜12克　党参9克　大枣12枚　当归12克

服一剂即效，连服16剂而愈。

(8)头痛案

陈某，男，49岁。症见：头痛以巅顶为甚，伴眩晕，口中多涎，寐差，面色黧黑，舌苔水滑，脉弦迟无力。此厥阴水寒循经上犯清阳所致。

吴茱萸15克　生姜15克　党参9克　大枣12枚

服药二剂，头痛止而寐仍不佳，改用归脾汤三剂而安。

【解析】吴茱萸汤证在《伤寒论》中共有三处，一是“食谷欲呕，属阳明也，吴茱萸汤主之”；二是“少阴病，吐利，手足逆冷，烦躁欲死者，吴茱萸汤主之”；三是“干呕，吐涎沫，头痛者，吴茱萸汤主之”。《金匮要略》中尚有“呕而胸满者，茱萸汤主之”之文。涉及阳明、少阴、厥阴三经病变，但从其方证分析，以肝胃虚寒而气逆为其病机特点。吴茱萸气辛而味苦，气味俱厚而能降，为厥阴寒邪上逆之专药，治呕吐头痛最佳；佐以生姜之辛散，温胃而散饮；合参、枣甘温补中，益气以扶虚。全方具有温暖肝胃，散饮降逆之特点。

从所治各个案例来看，在辨证上均有反映其病机特点的共性，即呕恶，吐酸水或多涎，舌淡嫩，苔白润或水滑，脉弦或缓或迟而无力。临床上治疗呕吐、胃痛、头痛、呃逆、胁脘胀满等病症，凡具备上述辨证共性者，用吴茱萸汤为主治之，每获良效。

在临证时还有一个不可忽视的特点是：本证往往在夜半子时发作为

甚，且伴有寒战。这是因为夜半阴气盛极，寒邪得阴气之助而肆虐；同时，阳气生于夜半，阳气生则与阴寒交争，所以证候加剧而有寒战。对此仲景书中虽然没有明言，但实际上已有所指，如《伤寒论》说“厥阴病欲解时，从丑至卯上”，说明了厥阴气旺之时，必然能与邪气抗争。

吴茱萸为三类有毒药物，一般用量在 3 ~ 6 克，但用在本方中剂量宜大，可用至 9 ~ 15 克。一方面剂量不大不足以温降厥阴寒邪，另一方面生姜、大枣又能监制并缓解其毒性。

吴茱萸汤有多种加味方法，加当归是最常用的一种。当归性温而润，为肝经血分之药，加入本方中寓有气血兼治，温寒而不耗血之妙。其他如胃脘痛甚者加良姜、香附；胁脘胀甚者加厚朴、半夏；气窜气逆者合苓桂枣甘汤；头目眩晕，心下逆满者合苓桂术甘汤等。所加诸法，均与本方证的病机特点相符而又互相关联。

78. 白头翁汤证

（1）湿热利案一

姜某，男，17 岁。入夏以来腹痛下利，每日六七次，下利虽急但排泄不爽，用力努责，仅有少许脓血黏液。伴见口渴思饮。六脉弦滑而数，舌苔厚腻。此属厥阴湿热下利，即唐容川所说“金木相沴，湿热相煎”之证。

白头翁 12 克　黄连 9 克　黄柏 9 克　秦皮 9 枚　滑石 18 克　白芍 12 克　枳实 6 克　桔梗 6 克

服二剂后，大便次数减少，后重下坠已除。又服二剂，脓血黏液止。但腹中有时作痛，转用芍药汤二剂而愈。

（2）湿热利案二

某妇，自诉：下利腹痛，脐腹部有冷气感。初辨为下焦有寒，气血不和，用桂枝加芍药汤治之，服药后腹痛反剧，以致疼痛不可忍耐，里急后重，小便短少黄赤，舌红苔腻，脉弦数。乃知此为厥阴湿热下利，湿热内蕴，热被湿裹，气郁不伸，所以脐腹部位有冷气感。

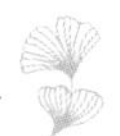

先令服六一散 10 克，再服白头翁汤，一剂即愈。

【解析】白头翁汤为治疗厥阴病热利口渴下重而设。厥阴热利，病位在肝。由于厥阴邪气从阳化热，加以肝失疏泄，而致气滞湿聚，热与湿合，则成湿热互蕴之变。湿热下迫肠中，津被热伤，血被热腐，则下利脓血而口渴欲饮；气机被壅而不畅，则里急后重而反难通。所以，白头翁汤证的辨证要点是下利后重，便脓血，口渴欲饮。本方既能清热燥湿，又能凉血舒肝，临床上用以治疗菌痢、毒痢，或阿米巴痢疾，只要辨证属于厥阴湿热下利，无论病程长短，都能取得效果。

79. 白头翁加甘草阿胶汤证

久利伤阴案

胡某，女，73 岁。患下利赤白，腹痛后重已半年多。大便每日三四次，有红白黏液，伴口干口渴，两目干涩。脉弦，舌质红而少苔。

白头翁 10 克　黄连 10 克　黄柏 10 克　秦皮 10 克　阿胶 15 克　白芍 15 克

前后共服九剂而安。

【解析】白头翁加甘草阿胶汤原为“产后下利虚极”而设。因为产后失血伤阴，治疗时可加阿胶养血滋阴。同样，湿热下利日久而伤阴血，也需要加阿胶以调之。如本案已见两目干涩、舌红少苔等阴伤表现，但湿热病变仍在，所以用白头翁加甘草阿胶汤既清湿热以止痢，又补阴血以益虚。

80. 当归四逆汤证

（1）腰痛案

郭某，男，28 岁。患腰臀疼痛酸麻，入夜尤甚，疼痛难以转侧，诊其脉浮弦而细，证属血虚寒凝。

当归 12 克　桂枝 9 克　白芍 9 克　细辛 6 克　通草 6 克　大枣 15 枚

服三剂后痛麻俱减。上方加入桃仁、红花、炒穿山甲各 3 克，又服三剂而愈。

(2)腹痛案

某男，患少腹疼痛，喜热畏寒。舌质淡嫩，脉弦而细，此为厥阴内寒证。

当归 15 克　桂枝 10 克　白芍 10 克　细辛 6 克　通草 6 克　炙甘草 6 克　大枣 15 枚　生姜 12 克　吴茱萸 10 克

服药二剂而痛止。

(3)腰腹冷痛案

白某，女，32 岁。深秋季节在田间劳动时，适值月经来潮，因在野外就厕，当时自觉寒风吹袭下体，冷冽非常。不久即出现少腹冷痛，腰痛如折，难以忍耐。舌苔白润，脉弦细。此属经期风寒入客厥阴，络脉瘀滞而为病。

当归 12 克　桂枝 12 克　赤芍 9 克　细辛 6 克　通草 6 克　大枣 7 枚　鸡血藤 12 克　石楠藤 12 克

服药仅二剂而痛止。

【解析】当归四逆汤是治疗厥阴血虚寒证的主方。厥阴属肝，肝体阴而用阳，主藏血液，所以肝虚多以血虚为主。血虚则失其温煦之能，因而生寒，用当归四逆汤养血散寒以治之。若其人内有久寒，或沉寒冷积，或中焦寒饮，则在方中加吴茱萸、生姜以温散沉寒。

本方在临床上可用来治疗妇女经期受寒的痛经；寒疝腹痛；寒痹关节疼痛；较严重的冻疮疼痛；血栓闭塞性脉管炎及雷诺综合征而见有肢端厥冷、麻木疼痛，以及头目牵引疼痛等。凡属血虚有寒，或厥或痛，皆可选用，常能获得满意的疗效。

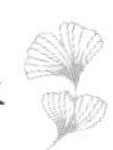

81. 干姜黄芩黄连人参汤证

(1)呕吐案

王某,男,29岁。夏月炎热时贪食寒凉之物,以致吐泻交作,但以呕吐为主,伴见心烦、口苦等症。舌苔黄而润,脉滑数。

黄连6克　黄芩6克　人参6克　干姜3克

另捣生姜汁一盅,兑入药汤中服。

只服一剂,则吐止而安。

(2)腹泻案

杜某,男,1周岁。患儿自生下后即大便溏泄,每日数次,吮乳不佳,而且多吐,伴见口舌糜烂等症,久治不效。舌尖红,苔白,脉缓。

党参4.5克　干姜3克　黄连3克　黄芩3克　白术4.5克　竹叶3克　炙甘草4.5克

服药三剂,腹泻与舌糜俱愈。

【解析】干姜黄芩黄连人参汤具辛开苦降甘调之法,能调上下之阴阳以解寒热格拒之势。《伤寒论》中用来治疗上热下寒,寒热格拒所导致的"食入口即吐"。这种呕吐俗称"火吐",来势较猛,入口即吐,不能停留。但"火吐"又分两种,如果是单纯的火热邪气所致的呕吐,则用大黄甘草汤治疗;而干姜黄芩黄连人参汤所治的呕吐是在"下寒"的基础上产生的,形成这种病证的原因是误用苦寒的药物伤了阳气,或多食寒凉食品,导致脾阳虚弱。脾家虚寒则脾气不升而成泻,热邪在胃,胃气不降则成吐,中州不和而不能升降阴阳,最终难免寒自下寒而热自上热,形成寒热格拒之势,下寒格热于上,所以发生呕吐,同时往往伴有腹痛下利等下寒证候。

82. 芍药甘草汤证

(1)筋疝案

李某,男,25 岁。右腿鼠蹊沟处突出一肿包如鸡蛋大小,表面不红,用探针刺之无物,但疼痛屈腿不能伸,强行拉直其腿则疼痛号叫,夜间小腿肚子痉挛抽搐。行步走路时必须架扶拐杖,足跟不能着地。中医外科诊为“鼠蹊脓肿”,但治疗效果不显。舌质红而少苔,脉弦细而数。此乃足厥阴肝经血虚不能荣筋,筋挛而成,名为“筋疝”。

白芍 24 克　炙甘草 12 克

服药一剂则疼痛减轻,二剂后肿包消失,四剂服完,足跟着地,弃杖而如常人。

(2)脚拘挛急案

贾某,男,53 岁。左腿肚子经常性拘挛,疼痛不能伸直,严重时能向外聚起一肿包。同时,蹈趾向足心处抽搐,疼痛难忍。脉弦,舌质红而少苔。阴血不滋,筋脉绌急而使脚拘挛。

白芍 24 克　炙甘草 12 克

连服四剂而愈。

(3)目昏案

刘某,男,68 岁。有高血压病史七八年。患两足胫拘挛已一年多,同时头晕而两目视物模糊不清,舌红苔薄白,脉弦。辨为肝血虚少之病变。《素问·五脏生成》说:“人卧血归于肝,肝受血而能视,足受血而能步。”今肝血不足,筋脉失养,故足胫拘挛,目睛视物不明。

生白芍 30 克　炙甘草 12 克

服药三剂后,足胫拘挛明显缓解,又服六剂,拘挛消失,视物清晰,但仍头晕,转用平肝息风之法调治而愈。

(4)髋关节疼痛案一

周某,女,12 岁。因与邻儿戏要,右髋部被踢,从此局部疼痛不可近之。

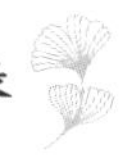

后又出现低热(37.8℃),经西医确诊为化脓性髋关节炎,疼痛部位微肿,扪之灼手,且右腿蜷屈不能伸。脉弦细而数,舌质红。先用芍药甘草汤舒筋缓急。

白芍 30 克　炙甘草 15 克

服药仅二剂则疼痛减半,又服二剂后右腿已能伸直。所奇者,服药后小便挟有白浊物甚多,疼痛随之而轻。服药前局部穿刺有脓液,服药后再穿刺则无。因局部仍有红肿热感,遂改用仙方活命饮消肿解毒,祛瘀止痛,又服十余剂而愈。

(5)髋关节疼痛案二

杨某,男,33 岁。开始时右腿髋部疼痛,行步困难;两个月后,左腿也出现疼痛,不能行步,下肢肌肉逐渐萎缩。经某医院诊断为"两侧股骨头缺血性坏死"。诊其脉弦而细,舌质红绛苔薄。

白芍 24 克　炙甘草 12 克

服药三剂即效,疼痛减轻。考虑到病程久而血脉瘀滞不利,因而又疏:

当归、赤芍、花粉、甘草节、丹皮各 10 克,乳香、没药、川芎、浙贝、陈皮、山甲珠、皂角刺各 6 克,银花 12 克。

服三剂后,再用赤豆当归散与芍药甘草汤交替服用两个多月,则诸证皆消。经 X 线拍片复查,两侧股骨头血运通畅良好。

【解析】芍药甘草汤在《伤寒论》中用来治疗"脚挛急"。本方药味精简不繁,却具有酸甘合化为阴之妙,有柔肝和脾,滋阴养血,缓解筋脉拘急之功,善于治疗血脉不利所致的拘急疼痛。《朱氏集验方》称之为"去杖汤",主治脚弱无力,行步艰难。临床经验证明,本方对于因阴血虚少而引起的两足痉挛性疼痛或腓肠肌痉挛性疼痛不可伸直,而见脉弦舌红者,多有良效。并且,对于化脓性髋关节炎及股骨头缺血性坏死所引起的局部疼痛或肿痛,先服芍药甘草汤缓急止痛,然后再用仙方活命饮化瘀散结,疗效甚佳。如果腿胫挛急,证情像芍药甘草汤证而无效时,酌加羚羊角、钩藤,服之即瘥。

83. 甘草附子汤证

寒湿痹痛案

杨某，男，42岁，煤矿工人，终年在潮湿阴冷之处劳动，寒湿邪气袭人。患关节疼痛已3年，近期加剧。骨节烦疼，手不可近，伴有心悸气短、胸闷，尤其以夜间为甚。舌体胖大而淡嫩，脉软弱无力。

附子15克　白术15克　桂枝10克　炙甘草6克　茯苓皮10克　苡米10克

服药三剂后疼痛明显减轻，心悸胸闷等症转佳。又服三剂，疼痛基本控制。最后改用丸药长期服用而获痊愈。

【解析】本案的辨证关键是抓住两个方面的证候：一是周身骨节烦疼而不可近的寒湿证；二是心悸气短、胸闷等阳虚证。甘草附子汤由附子、白术、桂枝、炙甘草组成，具有温经散寒、祛风除湿之功。其中附子、白术温肾健脾，行于皮内以逐寒湿邪气，桂枝、甘草温补心阳以扶虚，所以特别适用于心、脾、肾阳气内虚，而寒湿邪气外痹关节，或卒然受寒湿邪气，外伤筋骨，日久而致内虚者(多能取效)。所以，用治风湿性心脏病则更为理想。

84. 桂枝附子去桂加白术汤证

寒湿痹痛案

韩某，男，37岁。患关节疼痛已有数年，周身关节酸楚疼痛，尤其以两膝关节为甚，屈伸不利，行走困难。每逢天气阴雨疼痛加剧。舌质淡嫩而胖，脉弦迟，大便反而干燥难解。此属寒湿邪气外着内困，脾虚不能健运之证。

附子15克　白术15克　生姜10克　炙甘草6克　大枣12枚　六剂。

服药后，周身发痒，如虫行皮中状，两膝关节出汗而黏凉，大便由难转

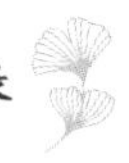

易。改用肾着汤，服三剂后下肢疼痛止。最后用丸药调理，逐渐平安。

【解析】桂枝附子去桂加白术汤是桂枝附子汤的变方。桂枝附子汤即桂枝汤去芍药加附子。与桂枝去芍药加附子汤不同的是，桂枝附子汤重用桂、附，意在温经散寒除湿，专治风寒湿三气困阻肌表，郁遏阳气的“身体疼烦，不能自转侧”证。如果湿邪内困脾气，脾不健运，津液不能还于胃中而反大便硬，则去桂枝而加白术以健脾运湿。因为桂枝走表，与附子合用能耗散津液，而白术与附子合用，则既能行皮内而逐水气，又能健脾气而行津液。这些细微的机理，正是仲景用药配方的精妙之处。本案所治，形象地再现了仲景方药的无比正确性。服药后周身如虫行皮中状而痒，即《伤寒论》所谓的“其人身如痹”，这是正气得药力资助，与邪气相争，湿气欲出之象。服药完毕，两膝汗出黏冷，反映了寒湿邪气由皮内而出，邪退正复，其病向愈。

85. 竹叶石膏汤证

（1）乳痈术后高热案一

杨某，女，23 岁。急性乳腺炎手术后，高热（39℃），遍用各种抗生素无效，兼见口腔黏膜层布满真菌。伴有心烦，呕吐不能食，二便自调，精神尚佳。脉数而无力，舌面因涂龙胆紫无法辨认。术后耗气伤阴，虚热内扰阳明而胃气上逆。治当清热滋液，和胃扶虚。

生石膏 30 克　竹叶 10 克　麦冬 20 克　党参 10 克　半夏 10 克　粳米一撮　炙甘草 10 克

前后共服八剂，热退身凉，呕止胃开而愈。

（2）乳痈术后高热案二

张某，女，25 岁。乳腺炎术后发热（在 38.5 ~ 39.5℃之间），经用抗生素无效，又用“安乃近”发汗以退热，屡退屡升，几经周折，患者疲惫不堪。更见呕吐不能饮食，心烦口干，头晕而肢颤，舌质红，苔薄黄。此乃气阴两伤，气逆呕吐，必须清热扶虚，气阴两顾，方为合拍。

生石膏 30 克　竹叶 10 克　麦冬 24 克　党参 10 克　半夏 6 克　粳米一撮　炙甘草 10 克

服药四剂，热退而安。过二周后，又出现往来寒热，口苦喜呕，心烦口渴，脉弦苔滑等症。此为外感邪气内并少阳，用小柴胡汤加生石膏、桔梗，一剂而愈。

又附：乳痈案

陈某，女，25 岁。新产后 16 天，高热（38.3℃），不恶寒，右乳内上方红肿疼痛、不敢触碰，伴口苦咽干而喜饮，纳呆，大便干结、四五天一次，小便黄赤短涩。舌质红，苔黄腻，脉弦数。辨为阳明、少阳郁热内结，急当清热开结而两解阳明少阳之邪。

生石膏 20 克　竹叶、麦冬各 10 克　炙甘草 6 克　粳米一撮　柴胡 6 克　黄芩　银花　连翘　丹皮　白芍　花粉　知母　夏枯草各 10 克　生牡蛎 15 克

患者持方而归，未及时取药，当日下午体温骤升至 39.5℃，并出现神昏谵语。其母又求治于西医，被告知西药影响母乳而不利于婴儿。在没办法的情况下，只好购取中药煎服。没想到服一剂后，当夜则汗出而热退。三剂服尽，右乳红肿疼痛大减，大便通畅，纳食增进，患者大喜，复诊时告知乳汁不够流畅，口干欲饮，舌质淡，脉弦无力。

仍用竹叶石膏汤益气养阴为主，兼用银花、连翘、白芷、青皮、夏枯草、当归等清热散结，进退十余剂而愈。

（3）产后眩晕案

刘某，女，28 岁。产后患眩晕证，发则气逆呕吐。经多方治疗，效果不显，病程已二月。血压 160 ～ 110mmHg，伴口干喉痒，心烦，夜卧不宁，纳差，二便尚可。舌质红少苔，脉弦细数。

生石膏 30 克　竹叶 12 克　麦冬 35 克　半夏 10 克　太子参 12 克　粳米一撮　炙甘草 6 克　石决明 30 克　白芍 20 克　六剂。

服药后眩晕大减，呕止食增，精神转佳。上方去石决明，加龙骨、牡蛎各 15 克，续服五剂而安。

【解析】竹叶石膏汤由白虎加人参汤去知母，加麦冬、半夏、竹叶而成，因此可以看做是白虎加人参汤的一个变方。但是白虎加人参汤证在于阳

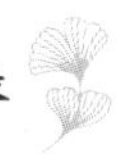

明热邪为主，所以用知母配石膏清热为主；竹叶石膏汤证则重在气阴两虚为主，所以易知母为麦冬，加竹叶配石膏以益气养阴为治。妙在于大群辛凉药中加半夏，既能降逆止呕，又能拮抗寒凉之药伤胃。因此，前者用于热邪甚而伤气阴，后者用于余热未尽而气阴已伤。

仲景用竹叶石膏汤治疗热病后期，气阴两虚，胃气上逆所致的虚羸少气，气逆欲吐，不欲饮食等，病机仍未离于阳明。所以，临床上用竹叶石膏汤治疗阳明经所主的乳腺病变，如急性化脓性乳腺炎，或自行溃破，或手术排脓后，症见高热、心烦、神倦、不思饮食、恶心欲吐、舌红、脉数等，常能取得良好效果。

86. 牡蛎泽泻散证

水肿案

赵某，男，55 岁。患者周身肿胀，尤以腰以下为甚，小便短少不利，延绵半年，屡治不效。病初时，因咳嗽而后出现肿胀，目睑肿如卧蚕，面色黧黑而亮，腹胀大，下肢肿，按之凹陷成坑，大便干。舌苔黄白相杂而腻，脉弦滑。

此证肺先受邪，治节无权而三焦不利，水道不得畅通，故而肿胀。若按“开鬼门”“洁净腑”之法治疗，宣上以疏通水道则病当早愈。但前医犯“实实”之戒，反用温补脾肾之法，使邪气胶固。当今之计，仍须宣肺利气，行水消肿，使三焦得通，小便得利则可。

牡蛎 12 克　泽泻 12 克　花粉 10 克　海藻 10 克　杏仁 10 克　白蔻仁 6 克　苡米 12 克　厚朴 10 克　滑石 12 克　海金沙 10 克

服药一剂后，患者意欲大便，但所下不多，却突然遍身漐然汗出，顿觉周身轻松，如释重负。第二日，肿胀开始消减，服三剂药后，其病竟霍然而愈。

【**解析**】《伤寒论》所说“大病差后，从腰以下有水气者，牡蛎泽泻散主之”，说明了本方是专为腰以下水肿而设。但本方药力峻猛，若非邪气盛实者，应当慎用。张仲景在方后注说“小便利，止后服”，说明此方不宜久服。本案所治水气之邪较重，而有洁净府之能，不料药后反而见汗出，这是因为始病在肺，治节不行，三焦不利，水道不通则为肿胀。牡蛎泽泻散疏通三焦以利水行，加杏仁、蔻仁、苡米利肺气，以行治节。药后肺气得利，下合于大肠则内窍开，故欲大便；三焦通畅，外合于皮毛腠理则外窍开，所以水气之邪得以从汗而解，气布津行，肿胀必消。

87. 百合地黄汤证

百合病案

赵某，女，42岁。因患病而停止工作已半年多，症见：心中燥热而烦，手足心热，口苦而干但不欲饮。小腹发冷，或下肢觉凉，或晨起半身麻木，体乏肢软，月经量较多，大小便基本正常。先服温经汤，反增烦躁，夜寐不安。其人多言善语，精神呈亢奋状态，如有神灵所作。脉细数，舌苔中黄。

生地 16 克　百合 12 克

服药三剂后，效出意外，燥热得安，其余各症亦有所改善。又服三剂，燥热亢奋现象已得控制，夜能安寐，从而他症亦消，病人喜不自禁。

最后用百合地黄汤加柴胡、黄芩各10克调理，而恢复正常工作。

【解析】百合地黄汤能养心血，滋肺阴，凉血清热，是治疗“百合病”的主方。百合病的病机为邪热在于心肺，心肺有热，则耗伤气血，气血内伤，不能奉养心神，则心不能为神明之主，所以见证皆如神明所作。百合地黄汤治百合病，用之则效。《医宗金鉴》曾经说过：“伤寒大病之后，余热未解，百脉未和，或平素多思不断，情志不遂，或偶触惊疑，卒临景遇，因而形神俱病，故有如是之现证也。”印之于临床实践，其说确为中肯。

88. 防己黄芪汤证

浮肿案

李某，女，32岁。周身浮肿已一年多，两腿按之凹陷成坑。小便不利，

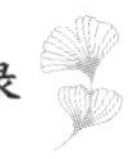

食欲不振，神疲体乏，望其面色黄白虚浮。舌质淡而体胖，脉沉缓无力。

初用五苓散加苍术、附子，服二剂后略有所效，改用防己黄芪汤治疗。

黄芪 30 克　防己 10 克　白术 60 克　生姜 10 克　炙甘草 10 克　泽泻 15 克　茯苓 15 克　肉桂 6 克　车前子 18 克　大枣 7 枚

用六大碗水，煎药成二大碗，分温 4 次服完。再煎时，用三大碗水，煎成二碗，分温 3 次服。二剂药后，小便畅利而肿消。

【解析】在《金匮要略·水气病脉证并治》中，防己黄芪汤是用来治疗卫虚的风水证。"风水"的病机关键在于脾气内虚，不能运化水湿，水邪外渍皮内而为肿。本案由于肿势较严重，所以合用《石室秘录》中的"分水丹"法，使方药构成三补一泻之法，并且制大其剂，使其迅速奏效。

除了治疗风水证以外，防己黄芪汤的几种加减方法在临床上也很有讲究：如脾胃虚弱，血脉不和所致的腹痛加芍药；水湿伤肺作喘加麻黄；水寒上冲加桂枝；下有陈寒积冷时加细辛等等，皆不可忽略。

89. 苇茎汤证

（1）痰湿胸痛案一

某男，颈之两旁憋闷作疼，掣及前胸与两臂，疼痛或有剧时，脉沉弦，舌尖瘀斑。西医诊断为冠心病，中医辨证属心肺两脏气血瘀滞，痹而不通。

苡米 30 克　冬瓜仁 30 克　芦根 30 克　桃仁 12 克　浙贝 15 克　射干 10 克　郁金 15 克

服三剂后，疼痛减半。上方又加桔梗、枳壳各 10 克，丹参 18 克，再服三剂而痛止。

（2）痰湿胸痛案二

于某，男，46 岁。患喘咳病，喘平而仍咳，胸痛胸满，恶心欲呕，饮食不香。六脉弦滑，舌苔厚腻。证属痰湿上闭，肺气不利。

苡米 18 克　冬瓜仁 30 克　芦根 30 克　桃仁 12 克　杏仁 10 克　贝母 10 克　郁金 10 克　菖蒲 10 克　陈皮 10 克　佩兰 10 克　通草 10 克

三剂而安。

(3)湿热痰咳案

王某,男,37 岁。患咳嗽,吐黄黏稠痰已三月,偶见胸痛。舌体胖大苔白,脉弦滑。证属湿热蕴结胸肺,日久阻络。

苡米 30 克　冬瓜仁 30 克　芦根 30 克　桃仁 10 克　杏仁 10 克　桔梗 10 克　马兜铃 10 克　枳壳 6 克　滑石 12 克　通草 3 克

服六剂咳止。

【解析】苇茎汤为治疗肺痈“咳有微热,烦满,胸中甲错”而立。方中苇茎能清肺泄热,利肺滑痰,配冬瓜仁涤痰散结,配苡米能利湿排浊;桃仁活血祛瘀,通经络之闭阻,且能泻血分热毒。全方具有泄热散结,涤痰行瘀之功。临床经验证明,凡病在上焦心肺胸中,属于痰湿或湿热上痹,阻闭脉络,以胸中满闷疼痛为主证,服之有特效。一般重用芦根、冬瓜仁及苡米。如疼痛较重者,加郁金、射干、贝母理气开痹;或咳吐浊痰,泛恶欲吐者,加杏仁、枳壳、桔梗上宣肺气;加通草、滑石则下行湿浊。

90. 旋覆花汤证

胁痛案

白某,男,27 岁。左胁疼痛以夜间发作为主,伴见心下痞,嗳气。患疾已两年,自称每每以手自击其胁可使疼痛减缓。舌质绛而苔白,脉弦缓。此证名为“肝着”,非旋覆花汤不能治。

旋覆花 10 克　红花 6 克　桃仁 6 克　青葱管 10 克　紫降香 6 克　片姜黄 10 克　当归尾 10 克　柏子仁 10 克

服药三剂,胁痛若失。因其大便不爽,上方加糖瓜蒌 30 克。

【解析】旋覆花汤由旋覆花、葱白、新绛三物组成,功能舒肝利肺,下气散结,活血化瘀,主治肝失疏泄,气血郁滞而留着于肝络所致的“肝着”证。“肝着”的证候特点是胸胁痞闷或胀痛不休,而其临床辨证的着眼处则是“其人常欲蹈其胸上”,本案即是抓住这一特点加以施治。新绛,药店不售,

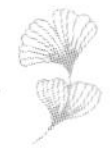

因此常以红花、茜草等代替。本案加降香行气以助旋覆花之力；加红花、桃仁、当归尾、片姜黄活血化瘀以代新绛之用；加柏子仁养血柔肝以缓肝之急。合而观之，似比旋覆花汤为重。

91. 甘姜苓术汤证

（1）肾着病案

刘氏之妻，37岁。患腰部酸楚疼痛，白带淋漓，味臭难闻。脉沉缓无力，尺部脉更弱，舌体胖大而嫩。其人形体虽肥但气怯乏力。此乃寒湿下困肾阳，即《金匮要略》所谓的“肾着”病。

干姜 12 克　茯苓 18 克　白术 12 克　炙甘草 6 克　杜仲 10 克　续断 10 克

三剂而愈。

（2）带下案

李某，女，23岁。患带下如崩，汩汩然不可止。病已半月，腰酸腿沉，体疲不堪，面色淡白无华。舌质淡，脉沉。此乃其人久处寒湿阴冷之地，以致脾虚不运，湿浊下注。

干姜 10 克　茯苓 15 克　白术 30 克　党参 10 克　黄芪 10 克　车前子 10 克　炒樗根白皮 15 克

共服五剂，带止而安。

（3）腰腿疼痛案

刘某，女，26岁。患右侧腰臀及大腿酸重疼痛，而且带下极多。脉沉迟，舌质淡嫩而苔白。此寒湿下注腰肾，脾阳不能温焙之证。

干姜 12 克　茯苓 16 克　白术 12 克　炙甘草 6 克　杜仲 10 克　续断 10 克

四剂后，腰腿疼痛止，带下减七八。后以肾气丸巩固。

【解析】甘姜苓术汤是治疗“肾着”病的主方，所以又称肾着汤。《金匮要略》对肾着病的特点描述为“身体重，腰中冷，如坐水中”，注家皆以为腰腹寒冷如坐溶溶水泉之中。但根据临床观察和治疗经验，“如坐水中”一句，注家认为应另有所指。即女子则见带下多，在男子则见阴部潮湿，不论带下或阴部潮湿皆为水类，因其处在下身而又特别多，非一般所能比，所以仲景以肖妙之语形容为“如坐水中”，这对于临床治病很有指导意义。临床所见肾着病以妇女为多见，但亦有见于男子者。

曾治一男子腰膝酸软无力，阴囊潮湿如水渍，每日三换其内裤，因投以肾着汤而愈。

肾着病的病机是脾肾阳虚而寒湿下着于腰肾，其辨证关键要抓住两点：一是“腰以下冷痛”，如腰膝酸软、冷痛无力等；二是“如坐水中”，即妇女之带下或男子之阴湿甚重。参合舌质淡嫩，苔白，脉沉迟等特点，往往准确无误。

92. 酸枣仁汤证

失眠案

齐某，男，18 岁。二年前在学校与同学争吵之后，精神受到刺激，从此哭笑无常，打骂不分亲疏，被诊为精神分裂症而住院治疗两个多月。近半年来，自觉头晕昏沉，心烦不得眠，独居室内而恶见他人。脉弦细，舌质淡红苔白。证属肝郁血虚，肝失条达而燥热内生。

酸枣仁 30 克　川芎 12 克　知母 12 克　茯苓 15 克　炙甘草 10 克　珍珠母 30 克　夜交藤 15 克

服药七剂后，头晕减，夜寐安。上方去珍珠母、夜交藤，又进 12 剂，基本恢复正常，主动要求返校读书。

【解析】本案病证始于情志所伤，肝郁为患。肝有郁结，则气不调畅，气不行则郁而为火，火能耗血，所以日久肝血为其所伤。肝血不足，不能柔养肝体，则使肝气更郁。这就是所谓的肝郁能致血虚，血虚又能导致肝郁的病理过程。酸枣仁汤能养肝血，柔肝气，专门治疗肝郁血虚所致的神魂不安证，所以服用后效如桴鼓。

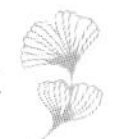

93. 射干麻黄汤证

（1）喘咳案一

王某，男，47 岁。久患喘促，冬季寒冷时发作尤为严重。每晨起漱口时常呕吐痰涎盈碗，清稀如鸡子白，夜卧时则喉中漉漉作响，口干，两眼周围出现黑圈，舌质淡胖，苔白润，脉沉弦而滑。

射干 10 克　麻黄 10 克　紫菀 10 克　款冬花 10 克　半夏 15 克　生姜 15 克　干姜 3 克　五味子 4.5 克　细辛 4.5 克　炙甘草 3 克　大枣 7 枚

服一剂喘咳减轻，呕吐止。将方中干姜加至 6 克，又服二剂而安。

（2）喘咳案二

周某，男，47 岁。咳喘多年，至深秋及冬令之时始作。发作时咳吐白色泡沫痰，喉中气鸣作响，甚则不能平卧，面色黑，舌苔白滑，脉沉弦。

射干 10 克　麻黄 10 克　紫菀 6 克　款冬花 6 克　半夏 12 克　生姜 12 克　五味子 3 克　细辛 6 克　大枣 7 枚

服六剂，咳喘大减。改服小青龙汤三剂，药后周身微似汗出，气机畅调，诸症悉除。

【**解析**】射干麻黄汤善治水寒上闭之喘咳，是治疗寒饮郁肺，咳而上气，喉中水鸡声的主方。本方与小青龙汤皆为治疗寒饮咳喘而设，用药均有麻黄、细辛、五味子、半夏，从临床上观察，这两个方证都可见到咳逆倚息不得卧，咳唾清稀泡沫样痰，而有水斑，舌苔白润或水滑等，这为正确地掌握其不同的临床运用带来了一定的困难。那么，应如何区别这两个方证的不同之处呢？首先，从病机角度看，小青龙汤证是外寒内饮俱重，而射干麻黄汤则以内有寒饮为重；前者以水饮为主，故能随气机之升降而变动不居，后者以痰饮为主，故能郁闭肺气，阻塞气道。其次，从证候表现来看，小青龙汤证可有明显的风寒表证，如发热、恶寒、身疼痛等；而射干麻黄汤则以喉中水鸣声为特征性表现。最后，从方药组成上，前者加桂枝以助表，用干姜以化寒饮；后者用射干以开闭利气，加紫菀、款冬花以化痰利喉。尽管有如此种种不同，但在临床运用时还应互相取法，比如王氏案因寒饮内盛而加干姜，周氏案经治后喉中不响而改用小青龙汤。

94. 大黄牡丹汤证

(1)痛经案

肖某,女,20岁。右少腹疼痛,按之有块,每逢经期更甚。大便干,小便赤,脉滑数有力,舌苔黄白杂腻。

大黄9克　丹皮12克　桃仁9克　冬瓜仁30克　苡米9克　赤芍9克　枳实9克

服三剂,块消痛止。

(2)肠痈案

徐某,男,44岁。先做痔疮手术,后又用药物灌肠,因而引发右少腹疼痛,痛势剧烈,上抵胁胃,摸之有一索状物。大便下利,每日五六次,粪如烂肉挟有黏液,但泄而不爽,饮食日减,体疲乏力。舌质绛,苔黄,脉弦滑。

大黄12克　丹皮12克　桃仁12克　冬瓜仁30克　苡米30克　柴胡12克　青皮6克　陈皮6克　败酱草10克

三剂后,泻出秽物甚多,随之而疼痛大减。转用桂枝茯苓丸加柴胡、大黄等,前后20余剂而安。

【解析】大黄牡丹汤是治疗肠痈的一张名方,仲景谓"脓未成,可下之,当有血","脓已成,不可下也"。但本方具有泄热逐瘀,凉血消肿,推陈致新的作用,所以,无论有脓无脓,凡肠痈热毒实者,都可以用本方加减治疗。

95. 泽泻汤证

(1)眩晕案一

王某,女,18岁。头晕眩冒,神疲不振,伴见带下极多,舌体胖大,脉沉而弦。证属心下有支饮,阻遏阳气不升。

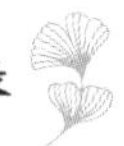

泽泻 24 克　白术 10 克

服三剂而安。

(2)眩晕案二

魏某,男,60 岁。头目眩晕,耳鸣,舌体胖大,脉弦。证属饮气为病。

泽泻 24 克　白术 10 克

五剂后,眩、鸣减去七八,转服苓桂术甘汤而收功。

(3)眩晕案三

朱某,男,52 岁。患眩晕,两目懒睁,双手颤抖,终日昏昏若处云雾之中。其人舌体硕大异常,苔白滑根部腻,脉弦大无力。

泽泻 24 克　白术 10 克

煎药成,温分 3 次服。

初服无反应,再服后不久,周身似有汗出,眩晕顿觉减轻,自觉两目有神。三服尽,续得小汗,从此头目清爽。后以五苓散、苓桂术甘汤配合服用十余剂而愈。

(4)眩晕案四

李某,男,45 岁。患眩晕数年,大凡平肝潜阳,滋阴降火,疏风散寒,补脾升清,安神定志等方药遍服而无效。询知眩晕甚时胸闷呕恶,四肢略颤,舌苔水滑,脉沉弦而滑。此病属饮家,泽泻汤主之。

泽泻 24 克　白术 10 克

服二剂已颇见功效。因其恶心欲吐,而改用小半夏加茯苓汤化饮和中。又服二剂,眩晕基本已消,转服温胆汤善后。

(5)头痛案

董某,女,32 岁。头痛而沉重,如戴铁盔,舌体肥大,脉沉缓。

泽泻 18 克　白术 9 克　天麻 9 克

服四剂,头痛止。

(6)胁痛案一

王某,男,35 岁。患慢性肝炎数年,右胁经常性疼痛,伴有头晕目眩而下肢浮肿，舌体肥胖，脉弦大无力。此为肝失疏泄，脾湿内盛，清阳不升所致。

泽泻 24 克　白术 12 克　川楝 10 克　延胡 10 克　三剂。

服药后小便畅利，肿消、晕止，胁痛亦安。

(7)胁痛案二

常某，女，48 岁。症见：胁痛，头晕而颜面浮肿，舌苔水滑，脉弦略沉。西医诊断为脂肪肝。

泽泻 15 克　白术 15 克　川楝 10 克　延胡 10 克

守方服十余剂，肿消晕止，胁痛明显减轻。

【解析】泽泻汤见于《金匮要略·痰饮咳嗽病篇》，治疗“心下有支饮，其人苦冒眩”。“支饮”证属四饮中的一种，临床表现比较复杂，治法也比较多。除泽泻汤证外，还有木防己汤治疗膈间支饮，厚朴大黄汤治疗“支饮胸满”，葶苈大枣泻肺汤治疗“支饮不得息”等等。单就泽泻汤而言，其治疗支饮上犯头目而出现眩晕，临床疗效的确很好，但是《金匮要略》对本证的记述过于简单，临床上较难掌握。根据临床经验，特作如下补充：“苦冒眩”一证是指头目眩晕之苦，有莫能言状之意。它不同于普通的头目眩晕，而是终日昏昏若处云雾之中，或头沉如戴铁盔等。其次，望舌对诊断本证有特殊意义。一般来说，水饮之舌质必淡，舌苔水滑或白滑。但泽泻汤证的舌体往往是特别的肥大而异乎寻常，占满口腔使人望之骇然。泽泻汤不止治疗眩晕一证，还可治疗饮邪上冒所致的头痛、头沉、耳鸣、鼻塞等。

清人林礼丰曾说：“心者阳中之阳，头者诸阳之会。人之有阳气，犹天之有日也。天以日而光明，犹人之阳气会于头而目能明视也。夫心下有支饮，则饮邪上蒙于心，心阳被遏不能上会于巅，故有头冒目眩之病……故主以泽泻汤。盖泽泻气味甘寒，生于水中，得水阴之气而能利水；一茎直上，能从下而上，同气相求，领水阴之气以下走。然犹恐水气下而复上，故用白术之甘温，崇土制水者以堵之，犹治水者之必筑堤防也。”(《金匮方歌括》卷四)这段话生动地反映了泽泻汤的病机与治疗意义。

既然水饮为病，为什么不用苓桂术甘汤温药以化饮？这是因为泽泻汤药少力专，能单刀直入而使饮去。如果用苓桂术甘汤，则嫌其甘缓而恋湿，但服泽泻汤后，水饮之邪已减，则苓桂术甘汤甘温之法，也不能全废。

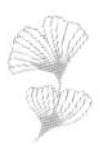

96. 半夏厚朴汤证

梅核气案

张某，女，41岁。自觉咽喉部位有异物梗阻难忍，欲吞不下，欲吐不出，堵塞憋闷，或伴胸满，时时嗳气，诸症以午后为甚。左脉沉，右脉弦滑。此属痰凝气郁，肺气不利之证。

半夏15克　厚朴15克　生姜10克　茯苓15克　紫苏10克　桂枝9克

服药五剂后，异物梗阻感减轻，因其舌质红绛而减去桂枝，加竹茹12克、竹叶6克、灯心草1克，又服五剂而愈。

【解析】半夏厚朴汤主治妇女"咽中如有炙脔"，吐之不出，咽之不下，堵塞憋闷，难以忍受（又称"梅核气"）。本方解郁化痰，理气开结，确为治疗本病的良方。案中加用桂枝，有下气降逆散结的作用。据《神农本草经》记载，桂枝有治三气之功：一能补中益气；二能降逆下气；三能散结行气。具体地说，例如：桂枝甘草汤、炙甘草汤中的桂枝能温补心气；桂枝汤、小建中汤中的桂枝能和脾胃以健中气；桂枝加桂汤、苓桂术甘汤等方中的桂枝又能降逆下气平冲；而桃核承气汤中的桂枝则能散结行气以治蓄血。临床实践证明，用半夏厚朴汤治疗痰气交郁的梅核气，如不能取效时，加上桂枝每每能收到良好的效果。所以，本案中加桂枝，取其散结气、降逆气之功。

97. 桂枝茯苓丸证

（1）月经淋漓案

宋某，女，30岁。患月经淋漓不断，少腹胀痛不堪，妇科诊断为"功能性子宫出血"。脉沉滑，舌苔薄白。此瘀血积在胞宫，阻闭经脉，新血不得归经。

桂枝 6 克　茯苓 12 克　桃仁 6 克　红花 6 克　川芎 6 克　当归 10 克　赤芍 10 克　生地 10 克　三剂。

嘱告病家，服药后当下血块，血来反多，此乃瘀血去而新血方能归经之佳象。不几日，果然经血自止。

（2）痛经案

思某，女，27 岁。月经前后不定期，每逢月经来潮，腹痛如锥刺，腰痛如折，舌质紫黯。此气血失和，宜通而忌补。

桂枝 10 克　茯苓 24 克　桃仁 12 克　赤芍 10 克　丹皮 10 克

三剂而痛止。

【解析】桂枝茯苓丸是仲景治疗妇女妊娠而有瘀积的方剂，具有活血化瘀、散结消癥的作用，所以治妊娠癥积，要用蜜制为丸，每服一丸。如改为汤剂，用来治疗妇女经血失调，内有瘀血阻络，而以少腹刺痛为主证者，临床每获良效。若将本方与当归芍药散交替服用，治疗妇女子宫肌瘤，坚持服用，也能获得比较满意的效果。

98. 当归芍药散证

（1）腰痛案

刘某，女，29 岁。腰痛如折，带下来多，头晕而气短，月经愆期量少。脉弦滑、按之无力，舌苔白。此肝脾失调，气血不利，内伤冲任之证。

当归 10 克　白芍 16 克　川芎 6 克　泽泻 10 克　茯苓 12 克　白术 20 克

服药五剂后，腰痛减轻，仍守上方服用，共进 14 剂而痛止，带下消失。

（2）浮肿案

高某，女，42 岁。身肿面浮，带下多，左侧少腹疼痛，经期更甚。自觉阴道内灼热，体倦乏力，脉沉滑而大，舌苔白腻。此乃脾湿太盛而肝不疏泄，气血凝滞之证。

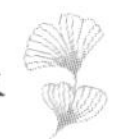

当归10克　白芍18克　川芎10克　茯苓12克　泽泻12克　白术12克　川楝6克　延胡6克

服二剂肿消、腹痛减，带下减少。上方加香附、郁金各6克，再服二剂，大便排出红色黏冻物不少，腹中顿觉宽松。又加桃仁6克，服三剂，适逢月经来潮而诸症不发作，从此告愈。

(3)不孕案

刘某，女，30岁。经期腹痛，白带多，结婚8年来未孕，舌苔黄。证属肝脾失和，湿阻冲任。

当归12克　白芍20克　川芎9克　白术30克　茯苓20克　泽泻12克　黄柏3克

服药12剂后，腹痛止，带下减。上方去黄柏，续服12剂。病人携药回家，半年后来信致谢，已怀身孕。

【解析】当归芍药散是仲景治疗妇人病的一张名方。方中芍药、当归、川芎养血和血以调肝，茯苓、泽泻、白术利水渗湿以健脾，具有调和肝脾、和血利湿之功。妇女以气血为本，所以病变往往以气血失调为主。脾为气血生化之源，肝为藏血调气之脏，肝脾一旦失调，则气血为病，由此而生。或肝气不柔，横犯脾土而致脾湿不运；或脾湿内盛，壅遏木气而使肝失条达。肝脾失和，气血逆乱，则使妇人患经带之证。

所以，大凡妇人病变，或带下，或月经不调，或痛经，或不孕等，都可用此方为主进行治疗。血瘀加桃仁；气郁加郁金、香附；带下多则重用白术；腰腹疼痛严重则多用芍药；加柴胡疏肝已具逍遥散之规模，但不能加熟地，因其呆滞而破坏全方之妙用。

99. 温经汤证

(1)肝寒呕恶案

靳某，女，28岁。患干呕恶心，时吐苦水，以晨起为甚，病已3年，月经先期，伴腰腹疼痛发凉，白带多，舌苔滑。

吴茱萸 7 克　当归 10 克　白芍 10 克　桂枝 10 克　川芎 6 克　丹皮 6 克　生姜 12 克　半夏 12 克　阿胶 10 克　党参 9 克　麦冬 15 克　炙甘草 9 克

服六剂后，除带下略多外，余症悉消。转用温胆汤化痰湿以止带下，又服六剂而安。

(2)月经淋漓案

卢某，女，40 岁。月经淋漓不绝，偶停而又复来，血中多挟瘀块。少腹冷痛，腰腿酸楚，或发寒热，两颧潮红，手心热，唇口干燥。脉沉弦无力，舌苔白而略腻。证属寒凝血海，冲任阴阳失调，先以温经汤暖胞宫，散寒邪，和气血。

吴茱萸 6 克　川芎 10 克　当归 10 克　白芍 10 克　党参 10 克　桂枝 10 克　半夏 10 克　生姜 10 克　丹皮 10 克　阿胶 10 克　麦冬 18 克　炙甘草 10 克

服六剂后，经淋已止，少腹冷痛减轻，但带下仍多。此脾湿下注，谷精流失，改服当归芍药散调养肝脾，六剂而带下止。

【解析】温经汤集温、润药物于一体，能阴阳兼顾，有两方面的治疗作用：一是温经散寒，属气煦为阳的一面；二是滋阴养血，属血濡为阴的一面。能使寒者温而燥者润，瘀者行而下者断，务使气血温和，冲任得养，肝胆得润为制方之宗旨。所以，本方治疗妇女冲任虚损，月经不调，或经多不断，或崩中下血，以及半产漏下，瘀血停留，少腹急痛，手掌烦热，唇口干燥，久不受孕等症，都有较好的疗效。根据临床经验，凡用温经汤必须重用麦冬以滋肺胃之津液，又能通心脉而养营血，同时，还能监制吴茱萸、桂枝等温燥而避免耗阴，可以减少服药后引起的头晕、咽干、心烦等副作用。

下篇　医论集

1. 张仲景当归剂的证治特点

张仲景以当归命名的方剂见于《金匮要略》中，计有赤豆当归散、当归生姜羊肉汤、当归芍药散、当归贝母苦参丸、当归散和内补当归建中汤；见于《伤寒论》中的只有当归四逆汤一方。以上七张方子，从不同的病机、证候角度论述了当归这味药的治疗理论，明确了与当归相配伍的各药关系与特点，为后世医家运用当归及当归剂治疗各种疾病开辟了先河。

（1）赤豆当归散

【原文】病者脉数，无热微烦，默默但欲卧，汗出。初得之三四日，目赤如鸠眼；七八日，目四眦黑。若能食者，脓已成也。赤豆当归散主之。（《金匮要略·百合狐惑阴阳毒病》）

赤小豆三升（浸令芽出，曝干）　当归三两

上二味，杵为散，浆水服方寸匕，日三服。

此方治疗下焦湿热伤及阴血，以致前阴或肛门腐蚀溃烂，张仲景称之为“狐病”。如果毒热腐血而成脓，除前后阴溃烂或肿痛外，并见汗出，心烦，默默但欲卧，脉数，目赤如鸠眼，至七八日两目四眦皆黑，说明溃脓已成。本方能清利湿热，解毒排脓，活瘀生新。用赤小豆生芽之义，是取其生气最锐而能助肝胆之气以逐瘀血而消脓肿；借当归辛温而润，排脓止痛，和血补血以尽其功。王好古曾说：“当归……入手少阴以其心主血也，入足太阴以其脾裹血也，入足厥阴以其肝藏血也。”当归味辛而有香气，不仅擅治各种血病，还能理气解纷。凡气血昏乱所致病变，服之即定，故名当归。乌梅丸、当归四逆汤皆见于《伤寒论·厥阴病篇》，两方皆有当归，一治蛔厥，一治血虚受寒，手足厥逆。所以皆用当归者，因当归味甘性润，且有芬芳醒脾理气之功，既能补肝血以缓肝急，又能和肝气而利疏泄，况且补血而不呆滞，理气而不耗散，实为肝经气血兼治之良药。

（2）当归生姜羊肉汤

【原文】寒疝，腹中痛及胁痛里急者，当归生姜羊肉汤主之。（《金匮要

略·腹满寒疝宿食病》）

当归三两　生姜五两　羊肉一斤

上三味，以水八升，煮取三升，温服七合，日三服。

【原文】产后腹中㽲痛，当归生姜羊肉汤主之。并治腹中寒疝，虚劳不足。（《金匮要略·妇人产后病》）

本方主治厥阴血虚寒疝，少腹疼痛，及胁痛里急，或兼见头晕目眩，面色㿠白，脉涩细弦沉，舌质淡嫩苔白，以及妇女产后，经期失血过多而发生寒气腹痛与虚劳不足等病。若寒多者，倍用生姜；若痛甚而呕者，加陈皮二两、白术一两。

厥阴血虚受寒，有在经与在脏之分，在里与在外之别。当归四逆汤证为经脉受寒，属厥阴经表病变。当归生姜羊肉汤证为经、脏皆寒，厥阴肝血虚、寒气收引的病变。当归味厚，补血养肝为胜；生姜味辛而散寒，健胃有功。《内经》说："精不足者，补之以味。"所以重用羊肉有情之品直补其血，自然优于草木之品；羊肉选用赤肉剔去白脂，切成小块，慢火久熬，汁稠味浓，不加调料。肝开窍于目，目得血而能视。血虚严重者，临床每见头目眩晕、视物不清等症，服药后顿觉头清眼亮，说明已经见效。

（3）当归芍药散

【原文】妇人怀娠，腹中㽲痛，当归芍药散主之。（《金匮要略·妇人妊娠病》）

当归三两　芍药一斤　茯苓四两　白术四两　泽泻半斤　芎䓖半斤（一作三两）

上六味，杵为散。取方寸匕，酒和，日三服。

【原文】妇人腹中诸疾痛，当归芍药散主之。（《金匮要略·妇人杂病》）

本方治疗肝血不和，血不养肝所引起的腹中疼痛病变。肝以血为体，血不养肝则肝气横逆，血脉为之绌急拘紧，少腹疼痛，月事失调；肝气犯脾，影响脾的运湿化津作用，以致带下淋漓、小便不利、足胫浮肿、腰腹沉重、头目眩晕等症。本方用当归补血柔肝，配芍药平肝解痉以缓拘急；芎䓖芳香而窜，为血中之气药，解郁疏肝以行血气；白术培土以胜湿，茯苓、泽泻淡渗以利湿，使脾土健运，以灌四旁，则少腹疼痛与经带之病必然迎刃而解。本方养血平肝，崇土运湿，深得妇科之要妙，对不孕证也往往有效。

如果虚热上扰而见心烦、头晕或头疼者，加白薇；带下多而尿黄有臭味者，加滑石、苡米、椿皮、龙胆草等药；午后发热，经行不畅，色紫有块者，加丹皮、茜草等药。

（4）当归贝母苦参丸

【原文】妊娠小便难，饮食如故，归母苦参丸主之。（《金匮要略·妇人妊娠病》）

当归　贝母　苦参各四两

上三味，末之，炼蜜丸如小豆大，饮服三丸，加至十丸。

此方治疗妇女妊娠血虚而又湿热相结，小便困难，或续发水肿（子肿）。血虚则肝气不和，湿热相结于下则小便不利。此证如单用利水渗湿之法则更伤其阴，胎无血养则堕；如单纯补血滋阴则更能助湿邪而使水道闭塞不通，水肿更甚。此证多见虚热之象，小便不利，尿色发黄，或大便秘结。用当归补血疏肝以养胎气，贝母开利肺气以行治节，苦参清利湿热则小便自通。服丸渐加为妊娠立法，以示谨慎。

（5）当归散

【原文】妇人妊娠，宜常服当归散主之。（《金匮要略·妇人妊娠病》）

当归　黄芩　芍药　芎䓖各一斤　白术半斤

上五味，杵为散，酒饮服方寸匕，日再服。

妊娠主要靠血液养胎，血室系于肝，统于脾，滋灌于冲任，所以用当归、芍药、芎䓖补养肝血为先；白术健脾资化水谷精微而摄固冲任之脉；大凡妊娠有身则易生内热，而耗血阴，所以用黄芩清热以坚阴。

（6）内补当归建中汤（载于《千金要方》）

当归四两　桂枝三两　芍药六两　生姜三两　甘草二两　大枣十二枚

上六味，以水一斗，煮取三升，分温三服，一日令尽。若大虚，加饴糖六两，汤成内之，于火上暖令饴消，若去血过多，崩伤内衄不止，加地黄六两、阿胶二两，合八味，汤成内阿胶。若无当归，以芎䓖代之；若无生姜，以干姜代之。

根据记载，本方主治妇女产后虚羸不足，腹中刺痛不已，呼吸少气，或苦少腹中急，掣痛引腰背，不能饮食。产后失血，血不养肝则肝急，肝气急

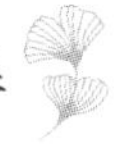

则横逆，而使脾气不和。脾主大腹，所以出现腹中急痛，以及虚羸不足之象。小建中汤本身即具有建中缓急、调和肝脾的作用，加当归又补其阴血，血足则肝柔，而脾健气运，诸证必然迎刃而解。

（7）当归四逆汤

【原文】手足厥寒，脉细欲绝者，当归四逆汤主之。（《伤寒论·厥阴病》）

当归三两　桂枝三两（去皮）　芍药三两　细辛三两　甘草二两（炙）　通草二两　大枣二十五枚（擘。一法十二枚）

上七味，以水八升，煮取三升，去滓，温服一升，日三服。

本方为厥阴经血虚受寒而设。用当归滋养血脉，细辛开痹气，通草行经络，多用大枣缓急生津以防止细辛耗液伤津，桂枝、芍药、甘草滋阴和阳，调和营卫。运用本方时一定要以脉细、舌质淡嫩、苔薄白为标准。临床有以下几点，务须记清：

1）手足厥冷，脉细欲绝；

2）周身疼痛，脉细而弦，用一般治痹方法无效时；

3）两侧少腹疼痛，脉弦细而迟缓，则加生姜、吴茱萸；

4）腰痛，脉细而小便反利，其疼痛特点是日轻夜重；

5）头痛，脉细，口淡不和；

6）疝气腹痛，少腹拘急，脉弦细，加生姜、吴茱萸、小茴香；

7）冻疮手脚肿痛不消，至冬季遇寒则发。

（8）小结

综观以上七方，可以得出这样一个结论：赤豆当归散有祛瘀生新、排脓解毒、消肿止痛的作用，其中当归以祛瘀生新为主；当归芍药散能调经理痛止带，其中当归以补血养肝为主；当归四逆汤治厥阴血虚感受寒邪，其中当归以养血温寒为主；当归生姜羊肉汤治厥阴经脏皆寒，胁腹急痛，其中当归以温养肝血为主。至于当归散治妊娠胎不安，当归贝母苦参丸治妊娠小便难，内补当归建中汤治产后失血腹痛，其中的当归有调经、安胎、止痛、缓急与理气之功。由此看来，当归为补血、生新、祛瘀、养胎、调经之品，能使肝、心、脾三脏皆受血液的荣养，而促使血气从紊乱局面恢复正常。

2. 心悸的辨证与治疗

心悸指的是心律搏动失常而发生的心跳、心慌的一种病症。悸，《说文》训为“心动也”。心悸，就是心动，有的医书也叫“心筑惕”。筑，形容心悸犹如物捣之状；惕，则指悸动而心神不安。

心是一个有节律搏动的脏器，正常情况下，这种搏动是在不知不觉中进行着。“心悸”是一种失常的搏动，没有节律可言，它使人有明显的心跳、心慌的感觉，并往往伴有胸满、气短等症，属于病态的反应。从中医角度来讲，心悸主要分为心虚失养与心被邪扰两大类。

（1）心虚失养的心悸

1）心阳虚类

阳虚心悸：《素问·六节藏象论》说：“心者，生之本，神之变也……为阳中之太阳，通于夏气。”这段话是说，心为生命的根本，而主宰神明的变化。心有这种功能是由其阳气的功能所决定的。心属火脏，而又上居于胸中；胸为阳位，火亦属阳，两阳相合，所以把心称作“阳中之太阳”。由于阳气主动，阴气主静，所以心脏能不息地搏动，从生到死，莫不以阳气为先决条件。由此可见，心主血脉与神志，也与阳气的主导作用有关。如果离开了阳气，心就停止搏动，血脉不流，神志消灭。因此，凡是由于各种原因伤伐心的阳气，如治疗上的发汗过多，或过服苦寒药物而内伤阳气，或因年老阳虚，以及禀赋虚弱等等，都可以导致心阳虚的心悸证。

心阳虚的心悸特点，反映于外的则是患者用两手交叉按其心上，往往伴有体疲无力、少气懒言等证象；脉缓弱无力，有时也可出现间歇，舌质淡嫩，舌苔薄白。治疗应当甘温扶虚，以补心胸阳气，可用桂枝甘草汤治疗。

桂枝甘草汤方：桂枝 12 克　炙甘草 6 克

方中桂枝气味辛温，能上补心阳而温养血脉之寒；佐用炙甘草，复脉补虚，意在桂、甘相合，使其辛甘化阳，益气暖胸，温畅血脉，使心肌得养，则心悸自安。此方妙在药味单捷，要求一次服完，则药力专一，直达病所，发挥疗效。

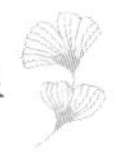

医案一:《印机草》载马元仪治一妇,病经一月,两脉浮虚,自汗恶风,此卫虚而阳弱也,与黄芪建中汤,一剂汗遂止……越一日,病者叉手自冒心间,脉之虚濡特甚,此汗出过多而心阳受伤也。仲景云:发汗过多,病人叉手自冒心,心下悸欲得按者,桂枝甘草汤主之。与一剂良已。

阳虚心悸烦躁:如果在上述阳虚心悸的基础上,又兼见烦躁不安等,说明阳虚而心神不能潜敛。治疗应该补心敛阳,镇静安神,用桂枝甘草龙骨牡蛎汤治疗。

桂枝甘草龙骨牡蛎汤方:桂枝 6 克　炙甘草 6 克　龙骨 12 克　牡蛎 12 克

本方用桂枝、甘草补心阳之虚;龙骨、牡蛎潜敛神气而镇静安神。

阳虚心悸烦躁而手足厥冷:若在阳虚心悸的基础上,又兼见烦躁而手足厥冷、脉沉而舌质淡者,反映了少阴心肾上下阳气皆虚。治疗应当心肾同温,上下兼顾,方剂选用茯苓四逆汤。

茯苓四逆汤方:茯苓 12 克　人参 6 克　炙甘草 6 克　附子 12 克　干姜 6 克

本方用茯苓、人参补益心气;干姜、附子、炙甘草温补心肾阳气,使心肾阳气得以内充,则心悸、烦躁、手足厥冷等症自然而解。

如果症见手足发冷,胸满气短,尤其以入夜为甚,憋气情况非常危急,在上方中加入桂枝 9 克、生姜 9 克、大枣 7 枚,减去干姜,服用多有效验。

阳虚心悸而气冲胸咽:上述阳虚心悸,也可兼见气从少腹上冲胸咽,颜面翕热如醉状,头目眩晕,这是由于阳虚于上、阴乘于下所致,其脉按之无力,舌质淡嫩,苔水滑。治疗应当温补心阳,纳气归根,可用苓桂味甘汤治疗。

苓桂味甘汤方:茯苓 12 克　桂枝 10 克　五味子 10 克　炙甘草 6 克

本方桂枝配甘草能温补心阳;桂枝配茯苓则下气消阴;桂枝配五味子能潜阳于下,而敛气归根。

阳虚心悸作呃:阳虚心悸,也可伴发呃逆,这种呃逆属于心肾两虚、肾气不潜所致。呃逆发作时,有的气从下来,冲口作声而出;有的气呃至胸而还,不能冲口呃出,则使病人憋闷特别严重,痛苦莫可言喻。治疗应该心肾两温,纳气归根,可用都气汤治疗。

都气汤方:熟地 30 克　山萸肉 10 克　山药 10 克　丹皮 6 克　泽泻 6 克　茯苓 6 克　肉桂 6 克　五味子 6 克

本方用六味地黄汤滋补肾水；加肉桂能水中补火，以温阳气之虚；加五味子酸收，敛气归根，以收摄上冲之气。

医案二：刘某，女，23岁。症见：心悸而脉结代，呃逆不时发作；如果气能呃出，则心胸为快；如果不能呃出，或及半而罢，则憋闷难忍。

开始时投以苓桂剂，虽然有效但不巩固，所以改用都气汤，另加人参扶虚养气，定悸安心。服三剂则呃逆止，服六剂而心悸平。后用苓桂味甘汤巩固疗效。

2）心阴虚类

阴虚心悸：多因青灯愤读，劳神少寐；或用心不息，而阳用过极；或因情志之火内伤其阴，则心失阴血之养。阴不制阳，阳气浮动，血脉不调，心律不齐而发心悸。表现为心悸而烦，失眠少寐，口舌生疮，舌红少苔，脉细数。治应滋补心阴，凉血清热，可用补心汤为宜。

补心汤方：生地12克　玄参10克　丹参10克　天冬6克　麦冬10克　柏子仁10克　当归10克　酸枣仁10克　远志6克　茯神10克　党参10克　桔梗3克　朱砂粉1克（另包分冲）　五味子3克

本方用生地、玄参、天冬、麦冬滋养心阴；丹参凉血清心；柏子仁润心定志；茯神、远志安神养心；酸枣仁、五味子敛阴潜阳；当归补血；党参益气；朱砂镇心宁神；桔梗载药以达病所。

医案三：李某，女，21岁。为考大学而温习功课，日夜相续，孜孜不倦。一日突然心悸发作，心烦意乱，夜不能寐，几天后又发现口舌赤烂，脉细数，舌光红无苔，月经先期而至。心阴虚而火动。

先以黄连阿胶汤泻南补北；续用补心汤滋阴和阳，服十余剂而获效。

阴虚阳亢心悸：如果阴虚心悸，续发厥阴心包风阳发动，症见心中憺憺大动，头目眩晕，行路不稳，耳鸣如蝉，肢颤手麻，心烦少寐，脉细而弦，或带结象，舌光红似锦而无苔。治疗应当滋阴补血，平息风阳。方用三甲复脉汤。

三甲复脉汤方：龟板15克　牡蛎15克　鳖甲15克　麦冬30克　生地30克　阿胶10克　白芍10克　麻子仁10克　炙甘草12克

本方集大队滋阴之药与血肉有情之品，具有很强的滋阴息风功效。其中阿胶味甘，龟板、鳖甲、牡蛎味咸，能直走心、肝、肾三经而峻补其阴，阴滋则阳潜，配以麦冬、生地、白芍、麻仁滋阴润燥协助其功而万无一失。甘草扶心脾化赤而为血，复脉生营，息风定悸。

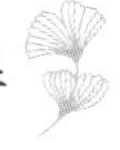

3）心之气血阴阳两虚类

心脾气血两虚而心悸：此证由于思虑过度，或亡血失血之后，心脾气血两伤，不能奉养心主，而发为心悸。往往伴有周身无力，饮食不馨，精神恍惚，或健忘等症，面色㿠白不泽，脉濡软无力。治疗应当温补心脾，气血两顾，可用归脾汤治疗。

归脾汤方：白术10克　人参10克　黄芪10克　炙甘草10克　当归10克　茯神10克　远志10克　炒枣仁12克　龙眼肉12克　木香3克　生姜3片　大枣3枚

本方用白术、人参、黄芪、炙甘草以补心脾之气；当归、龙眼肉则补心脾之血；茯神、远志宁心安神；枣仁补肝安魂；木香既能使诸药补而不滞，又以味香通脾奉心，以发挥"归脾"的优势。

医案四：许某，女，32岁。因其父去世而悲恸，又为家庭生活而忧虑，心绪万千，因而患心悸。终日痴坐，两目直视，夜不成寐，饮食俱废，延续一个多月，形销骨立，卧床不起。脉弦出于寸口，舌苔薄白而默默少言。

辨为肝气抑郁而脾气不和，用逍遥散原方加香附、郁金，服药后神情转佳，饮食有增，但仍夜不成寐，心悸不安。

于是改用归脾汤加白芍、蒺藜。服至十余剂，心悸不发，夜能安睡，逐渐康复。

心之阴阳两虚而心悸：心的阴阳两虚证，往往伴发于各种心脏病中；亦可发于虚人受邪，内震心宫。脉来结代，心脏动悸不安，或见少气，心神慌乱，不能自主等象。治疗应当益气养血，阴阳双补。方用炙甘草汤。

炙甘草汤方：炙甘草15克　人参10克　麦冬30克　生地30克　桂枝10克　生姜10克　大枣15枚　阿胶10克　麻子仁10克

用清酒与水各半，浓煎后分三次服用，令一日尽。

本方用炙甘草、桂枝温补心阳；麦冬、生地滋养心阴；人参补心气以复脉；阿胶育心阴而滋血；麻仁润燥以和胃肠；姜、枣调中而和营卫。本方补心阴之功大于补心阳。

医案五：曾治一张姓农民，患风湿性心脏病已有数年，最近出现心慌，心跳，悸动不安，脉结代，舌苔薄白。辨为阴阳两虚证，援用炙甘草汤原方。因病人路途遥远，所以持方而归，连服百余剂，值春节前，来京叩见，告知心慌心悸得愈，同时"风心病"也大有改善。

(2)心被邪扰作悸

心被邪扰作悸,大致可分为以下四种情况:

1)因惊作悸

《素问·灵兰秘典论》说:“心者,君主之官也,神明出焉。”根据王冰的注释:“任治于物,故为君主之官。清静栖灵,故曰神明出焉。”如果一旦受到惊吓,神气浮乱,则心主不能自持,因而产生心悸。此证的特点是心悸不安,胆小善畏,入睡则噩梦连绵,惊叫而醒,身出虚汗,六脉弦而小数,或见动脉,舌苔薄白而润。治疗应当安神定悸,补心养正。方用朱砂安神汤。

朱砂安神汤方:人参 9 克　龙齿 12 克　珍珠母 30 克　茯神 10 克　远志 6 克　炙甘草 6 克　当归 10 克　另研朱砂粉 1 克分冲

本方用人参、当归补正安魂;龙齿、珍珠母潜敛心神;茯神、远志宁心安神;炙甘草补心脾而和血脉;朱砂镇惊定悸而使神清梦稳。

医案六:学生陈某,11 岁,读书不用功,贪玩要而又淘气。一日触动父怒,苛责之余,又加打骂,因而受到惊吓而发病。心慌神乱,每次入睡后不久便从梦中惊叫而醒,见人则两手抱持不放,两眼发直。其脉弦,印堂部位呈现青色,肌肉不时颤抖。

用小剂朱砂安神汤,同时吞服牛黄镇惊丸而愈。

2)痰热扰心而作悸

此证多因气郁不达,日久化热生痰,痰热相结,既犯胆腑又扰心神,发为心悸。往往伴有口苦,恶心呕吐,胆小善畏,或兼见“三幻”(即幻视、幻听、幻觉)症状,脉弦而舌苔白腻。治疗应清热化痰,定惊宁悸。方用温胆汤。

温胆汤方:半夏 12 克　茯苓 12 克　竹茹 12 克　生姜 12 克　枳实 9 克　陈皮 9 克　炙甘草 6 克

本方用半夏、竹茹清化痰热;陈皮、枳实利气行津以散痞结;茯苓健脾利水以消生痰之源;生姜健胃降逆以止呕,又能散水饮之结;炙甘草扶正而和诸药。

3)膈饮犯心而作悸

此证因膈间停饮,饮为阴邪,必来搏阳,所以心悸不安,心下痞满,呕吐,头目眩晕。脉弦,舌苔水滑。治疗应渗饮于下,涤痰于中。方用小半夏加茯苓汤。

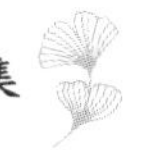

小半夏加茯苓汤方：半夏 15 克　生姜 20 克　茯苓 30 克

本方用小半夏汤温化痰饮而治呕吐；茯苓淡渗利水，以消膈间饮邪，使从小便而去。

医案七：王某，男，26 岁。心悸，头目眩晕，重则呕吐，曾服中药不效。因其舌苔水滑，脉弦直，辨为膈间支饮。

用小半夏加茯苓汤，小便畅通，其证随之而消。

4）水气凌心而作悸

水气凌心之心悸属于水饮邪气上犯心阳的一种病变。其特点是气从心下上冲心胸，因而心悸胸满，短气作咳，头目眩晕，脉沉弦，舌苔水滑。治疗应当温养阳气，降逆平冲。方用苓桂术甘汤。

苓桂术甘汤方：茯苓 15 克　桂枝 10 克　白术 6 克　炙甘草 6 克

本方桂枝配甘草温补心阳；桂枝配茯苓利水消阴，通阳下气；茯苓配白术，则行水消饮；茯苓配炙甘草，能扶虚宁心；炙甘草配白术可以崇土制水，扶正祛邪。用药只有四味，但其中变化奥妙，相须相使，颇有千军万马之势。

3. 人体的“津液链”

津液，是人体生命活动中的一种比较重要的物质；在一般意义上说，它包括了血液、精液、髓液、汗液、唾液……其含义比较广泛。津液的各种成分相互连接而能相互转化，就好像一条链子联在一起，所以把这种情况称为“津液链”。

津液主要是从饮食物中化生而来的。《灵枢·邪客》说：“五谷入于胃也，其糟粕、津液、宗气分为三隧。”可见饮食变成津液，带有某种原始物质的涵义。但严格地讲，津与液还有分别。《灵枢·决气》说：“何谓津？……腠理发泄，汗出溱溱，是谓津。何为液？……谷入气满，淖泽注于骨，骨属屈伸，泄泽，补益脑髓，皮肤润泽，是谓液。”古人认为，津液之中体轻者可以外走腠理而为汗，体浊者可以内渗入骨而为髓。所以，津在外而属阳，液在内而属阴，可用来区分它们不同的属性和功用。

但总的来说，津液属于阴类，不能离开阳气的蒸化作用。具体而言，它必须借助脾气的运化，肾气的主宰，肺气的敷布和三焦相火的温煦及流通。《医医病书》[1]中说："窃谓津者虽属阴类，而犹未离乎阳气者也，何以言之？《内经》云：三焦出气，以温肌肉，充皮肤为其津，其流而不行者为液。岂非液则流而不行，津则犹随气流行者乎？……验之口中气呵水，愈足征气津不相离矣。"它说明了阳能化阴，气能化津，以体现气津并行，相得益彰的机理。如果人体的阳气不能化气以行津，则三焦失去温煦和流通，肺气失去敷布，脾气失去运输，肾气失去气化，则津液可聚而为饮，或泛而为水，便可形成不同程度的痰饮与水气等病证。

津液是从饮食物化生出来的一种物质，至于它的形成与具体状态，在《医医病书》[2]中已有比较详尽的说明。它说："凡人饮食，盖有三化：一曰火化，烹煮烂熟；二曰口化，细嚼缓咽；三曰胃化，蒸变传化。二化得力（指火化与口化），不劳于胃……胃化既毕，乃传于脾，传脾之物，悉成乳糜。"它具体分析了饮食消化所具备的各种条件和进行中的各种程序，并且确切地指出由胃传脾的津液是呈乳糜状，其色白而质稠。它补充了《内经》的不足，是津液学说的一个新发展。正是由于"乳糜"状津液这个原始物质，才能进一步变生血液、精液和髓液，从而形成一条"津液链"联系在一起，以反映它们的衍生和变化。

血液是人体赖以生存的重要物质。《素问·五脏生成》说："肝受血而能视，足受血而能步。"可见人体的组织器官离不开血液的滋养。但是，血由津液所变生，是系于"津液链"中的一个环节。津液变生血液，见于《灵枢·痈疽》，它说："肠胃受谷……津液和调，变化而赤为血。"《灵枢·营卫生会》亦说："中焦亦并胃中，出上焦之后，此所受气者，泌糟粕，蒸津液，化其精微，上注于肺脉，乃化而为血。"清朝人尤怡在所著的《金匮翼·痰饮统论》中也说："盖三焦者，水谷之道路，气脉之所终始也。若三焦调适，气脉平均，则能宣通水液，行入于经，化而为血，灌溉周身。"由此可见，血液是由津液中的精微分子化生而成。因此，可以肯定地说，津液为血液之母，明确这一观点，就为临床滋液以生血的治法奠定了理论基础。

---

1 此处文献出处有误，应当为《存存斋医话》。

2 此处文献出处有误，应当为《存存斋医话》。

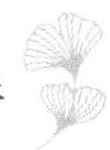

津液不但能生血，而且又能化精生髓。众所周知，精有先天和后天之分。先天之精来自父母，是与生俱来的一种物质。后天之精，是指离开母体以后，借助饮食的荣养而从“乳糜”的液体中不断补充与化合而成。《灵枢·五癃津液别》说：“五谷之津液，和合而为膏者，内渗入于骨空，补益脑髓。”其中“合而为膏”的“膏”，可以体会它比“乳糜”的液体更为稠厚，也就是从“乳糜”进一步变化成精液，然后渗入骨空，补益或滋生髓液，从而形成精又生髓的链式反应。从病证上可以反过来证明上述的道理。《灵枢·五癃津液别》又说：“阴阳不和，则使液溢而下流于阴，髓液皆减而下，下过度则虚，虚故腰背痛而胫酸。”它说明了男女房室过度伤了肾精，精液流溢过度，势必导致髓液减少（因为精能生髓），乃发生腰痛和膝胫酸楚等症。

津液除了化生血液、精液、髓液以外，还能内滋脏腑，变成脏腑之液；它可节制阳气，灌溉脏腑，以维持阴平阳秘的生理常态。至于五脏之气所化生的五脏之液，如心之液为汗、肺之液为涕、脾之液为涎、肝之液为泪、肾之液为唾，也都由饮食分解而成，属于津液的化生，只不过它们的表现形式稍有不同，但它们之间的“血缘”关系则是一致的。例如：肝血可以化生眼泪，若泪流过多则伤肝血；肾精可以化生唾液，若唾吐过多则伤肾精。所以，不但“五液”如此相联，而且精血之间、髓精之间、血髓之间都具有内在的相互转化关系，形成一条“津液链”而维系在一起。

根据“津液链”的结构与联系，精血之间、髓血之间、髓精之间就有一荣共荣、一枯同枯的关系。例如：血虚则精必减，精虚则血必亏，精虚而髓必干，髓干则血不荣。这是因为它们之间有同气连枝的内在关系，所以才有相互转化的物质条件。为此，“津液链”学说不但突出了津液之间的联系性，同时也反映了津液的整体观念，有助于中医津液理论的发展。

明朝医家李中梓所著的《医宗必读》中载有《乙癸同源论》一文。他认为肝肾之所以能同治，是由于它们有“同源”的关系。肝藏雷火，肾藏龙火，皆赖于水的涵养而方能安居于下；根据这个道理，李氏把下焦的水作为“肝肾同源”的物质基础看待，因而在临床上提出肝肾可以同治的理论观点。但他确未提到津液之间的链式关系，对精、血、髓、脑实来源于津液的理论和它们之间相互转化的内核，则说得似明似暗，不够确切，令人读后有美中不足之感。若从临床治疗来看“津液链”的因果关系，有助于对这一问题的进一步理解。

病案一：杨某，女，28岁。患者四肢与后背呈现游走性疼痛，按之不可得，两手掌鱼际部肌肉已见萎缩并有麻木感。饮食日减，厌食荤腥，并且口咽发干，不欲多饮，二便尚可。月经提前、量少，月经来潮则心烦不安。其面颊绯红，舌质红苔薄黄，脉大而软不任按。

此证由于胃液不足，而使胃气失调，故饮食日减，口咽发干。由于饮食少，津液亏，则不能化生营血。营血一虚则不能养肝，而使风阳发动；风阳走于肢体，消灼津液，则肌肉萎缩而游走作痛。经期则使血更虚，无以节制阳气，所以心烦而不安。治以滋养胃液，柔肝息风为法。

玉竹30克　石斛30克　白芍12克　生地12克　麦冬12克　胡麻10克　甘草6克　钩藤10克　石决明30克　何首乌10克

此方前后共服30余剂，则胃开能食，疼痛减轻，手掌鱼际肌肉渐长，诸证皆安。

病案二：李某，女，25岁。症见：饮食减少，口咽发干，周身疲倦，时发烦热，夜寐不安。月经20天即潮，量少而色淡，使人更加疲倦，以致卧床不起。舌质红而苔净，脉细数无力。大便自调，小便色黄。

其人饮食减少，口咽发干而舌红苔净，反映了胃液不足，胃气失和；夜寐不安，时发烦热，而脉细数，则为阴血不足而阳热有余。血液源于津液，而津液又化生于饮食。今食少无以化液，断其来源则营血无从化生，故而经期体疲、卧床不起，治当滋胃液以增饮食，不补营血而营血自生。

麦冬30克　玉竹30克　沙参15克　石斛15克　生地12克　茯苓6克　生扁豆6克

服六剂则胃开能食，诸证随减，转用固本汤：

生地10克　熟地10克　麦冬10克　天冬10克　炙甘草6克

此方又服十余剂，身体从此逐渐康复。

从以上两则病例可以看出，凡胃液先虚而使饮食减少，则营血无从化生而变虚。治疗不急于补血，更不是补气以生血，而是以甘寒之品先滋胃中津液以养胃阴为先，务使胃气下行为顺。这种养胃滋津之法推而广之，于滋阴说中另辟蹊径，确有其临床意义。

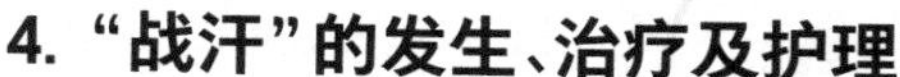

4. “战汗”的发生、治疗及护理

“战汗”的出现，多见于急性外感热病之中。因其发作突然，寒战剧烈，不但病者惶恐不安，缺乏经验的医生也往往无从措手，甚至有时被误认为发疟，或怀疑治疗有误。现就有关“战汗”辨治方法概述如下。

（1）战汗的发生机理

战汗发作时，往往先有寒战，战止而后发热，然后汗出热退，这是正邪互相交争的病情反映。因正邪交争，身发寒战，然后汗出，故称之为“战汗”。

战汗的发生，多因外感热病失治，邪气稽留，日久不出，须俟伏郁之邪渐溃，正气得到恢复，则正气抗邪而成。《温疫论》说：“必俟其伏邪渐退，表气潜行于内，乃作大战。精气自内由膜中以达表，振战止而复热，此时表里相通，故大汗淋漓，衣被湿透，邪从汗解，此名战汗。当即脉静身凉，神清气爽，划然而愈。”《伤寒论》太阳病篇指出：“太阳病未解，脉阴阳俱停，必先振栗汗出而解。”恽铁樵先生解释说：“振栗，即战汗也。”此为伤寒热病，邪留不解，阳气被郁，使脉道闭塞，所以寸尺之脉暂时停滞不见；阳气郁遏太甚，则必与邪气相争，正邪相争，故寒战振栗，最后正胜邪退，汗出而解。

也有病人正气怯弱，但尚有拒邪能力，而构成战汗机转的。例如《伤寒论·太阳病篇》说：“凡柴胡汤病证而下之，若柴胡证不罢者，复与柴胡汤，必蒸蒸而振，却复发热汗出而解。”钱天来注释说：“蒸蒸，身热汗欲出之状也。振者，振振然摇动之貌，即寒战也。……以下后正气已虚，难于胜邪，故必战而后汗也。”《伤寒明理论》说：“伤寒欲解将汗之时，正气内实，邪不能与之争，则便汗出而不发战也；邪气欲出，其人本虚，邪与正争，微者为振，甚者则战，战退正胜而解矣。”以上说明了在正虚的条件下，正气与邪气相争，如果出现战振的症状，也能达到汗解的目的，但同前面所述郁极乃发的战汗有所不同。一实一虚，应当加以区别。

《伤寒寻源》说：“战汗者，由里出表也，故往往有清凉攻下之剂，绝不参一毫表药，自得战汗而解者，此由表里通达，阴阳交和，自然而然，而非可逼之使汗也。”说明在一定条件下，还可以促使战汗发生，非独限于某一种病证。

患者男性，年约30来岁，发热已六七日，时值初夏，其家人拘于感冒避风之说，竟关门闭户，复加衣被，患者弥增烦热，烦渴而欲冷饮，家人以忌生冷为由拒而不与。诊其脉大而有力，舌苔黄燥，面赤气粗，其人形体颇壮，审为阳证无疑。

当即命人打开门窗，撤去衣被，并饮以新汲井水，一碗饮下，意犹未足，又与一碗，三碗后，突然发生寒战，牙齿相击，得得可闻，周身耸动，把持不住。其家人甚为惶惧，以为咎由冷水。因而劝告：“此病为阳热实证，热势弥漫，形同火焚，即使用白虎汤犹恐不足，饮以凉水，决无差错。现在发生寒战，是与室内清凉，水津内滋有关，说明伏郁之邪，将从战汗而解。况且脉象趋浮，决无危险可言。”大约20分钟后，则寒战渐止，通身大汗如同水洗，病人烦热顿释，但觉困倦思睡，乃嘱其家人谨慎护理，并疏小剂竹叶石膏汤加减，调理数日而愈。

从这一病例来看，饮以冷水原本是为润燥救液而设，开始时并未料及能发生寒战。也有寒战见于服药以后的，很难预料。

《伤寒六书》说：“战栗者，阴阳相争，故身为之战摇也。邪与正气外争为战，内与正气争为栗。正胜邪，得汗而解；邪胜正，遂成寒证矣。”

《伤寒辨证》又说：“凡正气怯弱，寒邪在内，但心栗鼓颔而身不战者，已而遂成寒逆，似此证多不得解，以阴气内盛，正气大虚，不能胜邪，反为邪所胜，非姜附四逆汤、大建中汤与艾灸何以御之？”

由此可见，能战而汗出者为阳；战而不汗，与心栗内寒者，则又为阴盛之征，不能一概而论。总之，战汗的产生，为正邪互相抗争的反映，亦是邪热郁伏日久，出表作汗的一种形式，应该说这是病趋好转的一种可喜现象。

（2）战汗的辨证

战汗的寒栗症状，极为严重。如《格致余论》所说：“虽当炎月，若遇风霜，重绵在身，自觉凛凛战栗。禁栗，动摇之貌。如丧神守，恶寒之甚。”这种寒战症状，一般大约持续20分钟，逐渐停止，然后发热，继而通身大汗。

战汗后的脉象以浮缓为佳，因脉浮主于邪气外出于表，脉缓主于胃气调和。如果战汗期间其脉闭伏而不见，不得惊慌认为脉气已绝，应当仔细观察患者的神气，如精神不败，气息调匀，乃是正邪交争所引起的暂时的

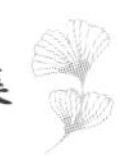

脉闭，俟战汗透出之后，气血通畅，其脉自起；倘如战汗时，其脉促而气粗，肢体不仁，水浆不下，或突然发痉，两目直视，不能语言，则主正气涣散，邪气嚣张，多成危候。

战汗，以先战后汗、先寒后热者为顺。若单纯寒战，或心栗不止，而绝不见汗出者，则为阳虚阴盛，正气不能拒邪外出，治疗比较困难。如果同时出现神昏不省人事，眼前发黑而眩冒，则属正气垂危挣扎之象。

（3）战汗的转归

战汗为正胜邪退，大气周流之候，应以脉静身凉、神清气和、胸腹舒畅、渐思饮食为病愈之征。若战汗后，身热不退，脉仍急数，精神烦躁，胸腹满闷，不思饮食，则主余邪未尽，仍有再次发生战汗的可能。例如温疫病，往往是战汗一作再作，其病始解。

战汗后，若其人沉沉大睡，虽捱唤也不知醒，诊其脉和缓而有胃气，则属汗后正常现象，主大邪已解，正气正在恢复，嘱其家人勿令呼唤，由其酣睡，以复正气，无须治疗。

（4）战汗的治疗

正值战汗期间，一般不主张马上用药。因为正邪交争之时，阴阳相杂，病理变化尚不一定，如用温补过早，往往壅遏邪气，使汗出不彻；如用寒凉清下过早，则影响阳气的振奋，造成邪气不得外出。此时最好是频频进服热米饮，以壮谷气，以资津液，使正气充足，达到战汗作解的目的。

如果其人六脉俱浮，纵然有昏冒之象，也是欲作战汗而解之兆，应当予热姜汤取其作汗，慎切勿妄投他药。

如果患者始终战栗而汗不出者，则必须凭脉辨证，找出不汗出的病理原因，及时治疗，以免发生其他变化。例如陈尧道曾说："温病发战，凉膈、承气加生姜下之，必汗出而解；热病发战宜白虎合解毒汤；有里证者，凉膈、双解散下之。"因热邪郁伏于内，不用清凉之剂，则不能迅速出表而为汗。若其人阳气素虚，不能蒸汗外出，可用温补之剂，助阳以透汗，如大建中汤、人参养荣汤皆可选用。也有精血亏损，缺乏作汗之资，则用滋阴生液之剂，以资其汗，如六味地黄汤合生脉饮，大剂多服，每获良效。总之，表气闭郁者，助以微汗；里热凝滞者，济以微下；阳虚者宜温；阴虚者宜滋。务使表里通畅，营卫条达，邪气出表，正气恢复，这是战汗的一般治则。为了说明阳虚不能蒸汗和精血虚不能化汗的症状与治疗，这里选择先贤治案两则，以为临证参考之用。

病案一：阳虚不能蒸汗外出的治例。张景岳先生治一老人患伤寒，初起即用温补之药调理，至十数日，正气将复之时，突然寒战，持续两个时辰左右，始终不得汗，寒栗不止，其势颇急。景岳用六味回阳饮加人参一两，姜、附各三钱，煎服下咽后，时间不久，即大汗如浴……

病案二：精血虚不能作汗的治例。据《王止仲文集》记载：一人病伤寒期月，体兢兢而振，齿相击不能成语。介宾以羊肉斤许熟之，取中大脔，别用水煮，良久，取汁一升，与病人服，须臾战止，汗出而愈。

以上二案，或扶阳而“温之以气”，或滋阴而“补之以味”，皆为扶正而设，故能引邪外出，快汗而愈。若彷徨观望，坐失机宜，其病将不堪设想。

(5)战汗的护理

战汗发作期间，嘱其家人保持安静，安慰病人，精神勿令紧张，禁止家人恐慌喊叫。因为战汗属于正邪交战的过程，全赖心君坐镇进行抵抗，若精神遭受刺激，则心君被扰，势必降低正气的斗争力量，反使病邪得逞而趋于恶化，不可不慎。

战汗时除饮以米饮或姜汤以助其正气外，并可根据季节而调整室温，夏季勿太热，冬季勿太寒。在汗出期间更应避免风寒侵袭，使其腠理不致闭塞，以免汗出不畅；汗出之后扑以温粉，固密玄府，以防汗出复受邪气。对于体弱或年老患者，在战汗时应观察色脉，预防虚脱，以备不测。

战汗后，大邪解散，正气也虚，应避风寒，慎起居，渐渐恢复体力；若劳动过早，或饮食不加节制，每有劳复、食复等情况产生，临证时切须注意。

5. 苏子降气汤证的病理特点及其临床运用

苏子降气汤方始见于宋代的《和剂局方》，是临床上经常选用的一个方剂，其治疗范围比较广泛，使用得法，则效果极为明显。根据《局方》记载，本方主治“男女虚阳上攻，气不升降，上盛下虚，膈壅痰多，咽喉不利，

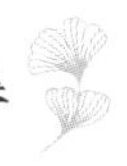

咳嗽，虚烦引饮，头目昏眩，腰疼脚弱，肢体倦怠，腹肚疗刺，冷热气泻，大便风秘，涩滞不通，肢体浮肿，有妨饮食……”以后的文献，如《丹溪心法》《兰台轨范》《医宗金鉴》，以及全国中医院校教材《方剂学讲义》等书，都以围绕《局方》的说法为准则，但也有一些方书，如《景岳全书》《医方集解》《成方便读》等还曾提出本方有治疗风寒痰喘的事实。可见，在《局方》的基础上，基于它的疏肺利气、涤痰宽胸的作用，后世医家又赋予其新的主治内容。

（1）“上盛下虚”的病机特点

“上盛下虚”是苏子降气汤的病机特点。所谓“上盛下虚”，指的是肺气上盛而肾气下虚。根据中医理论，肺为气之主，而肾为气之根。气虽主于肺，其根则在于肾，因为呼吸之气主于肺，饮食水谷之气滋生于脾，先天生命之气则资始于肾。所以，肺主气，实为气之标；肾纳气，方为气之本。肺属金，肾属水，金能生水，而有“母子”之义。“呼出心与肺，吸入肾与肝”，阴阳升降，息息相通，则何病之有？但肾为水脏，内寄相火，如果水火相济，其气温焙，才能少火生气，充养周身。如果元气虚衰，或肾水不滋，相火过旺，则壮火食气，肺金胃火则不能下藏于肾，此其一；亦有火衰水盛，水寒金冷，津液不得肾气之蒸化，留而为饮，上迫肺气，气不下肃，此其二。上述病理变化，前者是火旺灼金之喘咳，后者则为阳虚水寒、肾冷津凝之喘咳。而苏子降气汤的治疗当属于后者无疑。

（2）苏子降气汤的方义与作用

本方由苏子、半夏、厚朴、前胡、生姜、橘红、当归、甘草、肉桂九味药组成(一方有沉香无肉桂。我们认为两药皆用，疗效更好)。方中苏子、半夏、厚朴、橘红、生姜开胸降逆，利气化痰；前胡宣肺下气化痰；当归润燥养血；甘草安脾，调和诸药。妙在用肉桂以补君相之火，君火足则膻中阳振，膈上饮气自消；相火足则阳能化阴而痰饮得除。或加沉香暖命火，纳气入肾，与肉桂相伍，治上盛下虚更为理想。此方有行有补，有润有燥，治上顾下，标本兼施，为豁痰降气，平喘理嗽，利胸快膈，通秘和中，纳气归元之良方。

（3）苏子降气汤的主治

苏子降气汤治疗“上盛下虚”的痰喘咳嗽诸证，其中包括了近代医学的肺气肿、肺心病、慢性支气管炎等。根据本方的作用特点，产生“上盛下虚”的病机可能有以下两种情况：

一种是《局方》所说的“虚阳上攻”，作为上盛下虚的病机。那就是由于肾阳的不足，下元虚寒，阴盛阳衰，阳被阴迫，而有“戴”“格”之变。上攻的症状，既有上焦假热，如《局方》所说的“虚烦引饮，头目昏眩”等，又有阳虚津凝，痰气上涌的证候，如《局方》所说“膈壅痰多，咽喉不利，咳嗽”等症，这些症状表现归纳起来统称之为“上盛”，这是虚阳上攻的上盛，而不是风寒遏肺的上盛。上盛是来于下虚，那么，《局方》所说的“腰疼脚弱，肢体倦怠，腹肚疠刺……肢体浮肿”等症，就是“下虚”的特征表现。

另一种是感邪的上盛下虚。凡属下元阳虚的体质，容易感受风寒之邪。临床特点：咳喘多痰，恶畏风寒及头痛鼻塞等，兼见腰酸、腿沉、足冷、多溺、尺脉沉等。针对这样的上实下虚病情，苏子降气汤有上宣肺气、下温肾阳、正邪兼顾的特点。

上盛下虚之证，严重的可出现喘咳大作，痰涎壅盛，头痛汗出，四肢不温，小便多而带白，则属于阳虚“肾厥”的急证，急用本方将生姜改干姜，加人参浓煎，送服黑锡丹，有奇效。如果因咳喘久延，气机不顾，有升无降，血随气逆，浮溢于上，出现鼻衄、咳血、呕血等症，用本方加姜炭、黑芥穗、侧柏炭温经止血，理气平喘，则血自归经。

另外，喘咳气逆多有便秘不通，或排便困难之象，此属痰气蕴结膈上，津液不能下达，古人称为“气秘”。如果误认为胃肠燥结，滥施苦寒荡涤之品，徒伐胃气，反伤津液，通而复秘，于病无益。用本方降气以达津液，使肺肠表里相通，大便不攻而自下。况苏子、当归皆有润肠作用，适当增加剂量更佳。老人及体质素弱者，加人参 3 ～ 6 克推动气机下行，以增强排便的作用。如果命火衰微，痰湿特甚，肾气虚冷之便秘，用本方送服半硫丸立效。

上盛下虚还能出现小便不利、少腹胀满及下肢浮肿等症。用本方加桔梗 6 克、白蔻 6 克，以开提肺气，俗称“提壶揭盖法”；加茯苓、泽泻各 10 克，以利水道；少加人参，佐肉桂以行气化，俾上焦得通，下焦得温，小便通畅，肿胀自消。

苏子降气汤治疗上盛下虚发生的梅核气也颇为理想。本病一般为气郁痰凝，阻塞咽嗌，咯之不出，咽之不下，堵塞日久甚为痛苦。通常用小半夏汤、半夏厚朴汤等开郁理痰，便可获效。但是如果属于上盛下虚的痰气

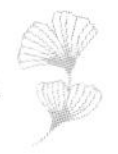

凝结，必须在本方基础上，肉桂减量用3克，另加桂枝6克，常能药到病除，效如桴鼓。因本方不但降气化痰，还能纳气归元，复借桂枝通阳宣痹，下气利咽，故能取效更捷。

苏子降气汤还能治疗胸痹疼痛。根据临床观察，胸痹疼痛多为胸阳不振，痰饮内阻；或心肺气血不利，不通则痛。由于苏子降气汤有降气宽膈、豁痰宣肺的特点，凡辨证属于胸阳不振，阴气用事者，则加桂枝、薤白、菖蒲；痰浊交阻者，则加栝蒌、浙贝、枇杷叶（减去肉桂）；心肺气血瘀滞不利者，则加木香、郁金、延胡、枳壳。随证加减，奏效甚捷。

此外，苏子降气汤治疗痰气噎膈也很理想。此证多因忧思郁结，木郁气滞，痰涎交阻而使食物难下；气不得下，津液不布，便秘不通。这样便会出现痰气愈结愈甚，津液亦必趋于日渐凝滞的局面。治疗方法必须开豁痰气的瘀结，以敷布津液的流畅，而用苏子降气汤往往取得满意效果。

（4）病案举例

病案一：王某，男，56岁。患喘咳病已十多年，近来加重。痰多色白，呼吸不利，咳逆倚息不得平卧。舌胖苔润，脉弦。初用苓甘五味姜辛汤，温肺化饮，敛气平喘，但药后平平，效果不明显。仔细诊察其脉，寸弦而两尺软弱，伴有尿多，神疲体倦，腰腿无力等症。辨为上盛下虚，肾不纳气。

投苏子降气汤（肉桂与沉香并用），另加人参、冬虫夏草各6克。

一剂喘咳大减，即能平卧，神气大振。前后共服九剂，喘咳得以平息。

病案二：武某，男，47岁。咳喘痰涌而胸满，咽喉不利。且头晕，心悸，气短，小便短少不利。舌胖大苔白，右脉沉细，左脉弦滑无力。右脉沉为肾阳虚，左脉弦为饮气。肾阳虚而不能化阴制水，水寒上泛而为饮，饮气阻肺，则成上盛下虚之势。

苏子10克　橘红10克　半夏10克　厚朴6克　前胡3克　生姜10克　当归10克　肉桂3克　人参6克　沉香4.5克　炙甘草4.5克　黑锡丹3克（冲服）

服二剂后，喘咳平而能卧。但仍头晕而痛，筋惕肉瞤，小便不利，下肢浮肿，转用真武汤合桂枝甘草汤。

附子10克　茯苓30克　白术10克　白芍10克　生姜10克　桂枝10克　炙甘草6克

服二剂大效，小便利而肿消，头晕身瞤止。后以金匮肾气丸巩固。

病案三：张某，男，69岁。外感风寒，续得咳嗽吐痰，痰多而黏，夜间小便频数，曾以苓桂术甘汤加陈皮、半夏等味治疗不效。其咳嗽以夜间及晨起为甚，且胸闷气短，难以续息，动辄更甚，饮食不佳。脉弦而舌苔微腻，舌质嫩红。按上盛下虚治之。

苏子10克　半夏10克　橘红10克　生姜6克　前胡6克　厚朴6克　当归6克　肉桂6克　沉香3克　茯苓10克　党参12克　炙甘草6克

连服五剂，咳痰明显减轻，食欲增进，但见胸闷气短而难以续息。又以苏子降气汤原方加红人参6克、沉香6克，服六剂而愈。

病案四：韩某，女，38岁。西医诊断为风湿性心脏病。症见：心悸，气短，咳嗽痰多已四个多月。语言低微，面白不华，舌淡苔薄润，脉沉小数软。时当夏暑，仍着毛衣，自称身寒恶风，体疲无力。根据脉证分析，辨为肾阳不足，肺气复虚。阴来搏阳，故脉反小数。

乃疏苏子降气汤，另加人参6克。

二剂后症状减轻，咳痰减少。以本方加减化裁，共服16剂而恢复工作。

病案五：吕某，女，37岁。4年来下肢浮肿不消，近半月又发现咽喉不利，如物梗阻，咳之不出，咽之不下，时时咳逆。并有胸满气短，头目眩晕，食欲不振，倦怠少力等症。其人面色黧黑，舌质淡胖，苔滑，脉沉弦无力。

开始辨为痰气郁滞的梅核气，用半夏厚朴汤无效。仔细思考此证，脾肾之本先拔，浮肿多年不消，其痰湿不得运化，上阻肺系故见此象。徒利痰气之标，不治脾肾之本，所以无功，改用苏子降气汤。

苏子10克　半夏10克　厚朴10克　橘红6克　生姜10克　前胡6克　沉香4.5克　肉桂3克　当归6克　茯苓10克　泽泻10克　炙甘草6克

服三剂后浮肿即消，咽嗌已不梗塞。原方出入，六剂而康。

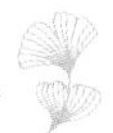

6. 温胆汤的临床运用

温胆汤是《备急千金要方》中的一张名方，主要用来治疗“大病后虚烦不得眠”。原方由竹茹、枳实、半夏、生姜、陈皮、甘草六味药组成。到了宋代，在陈无择所著的《三因极一病证方论》中，又在温胆汤原方中加上茯苓、大枣二味，但是目前临床上一般不用大枣。《医宗金鉴·删补名医方论》认为本方主治“热呕吐苦，虚烦，惊悸不眠，痰气上逆”，并在《伤寒心法要诀·伤寒附法》中以歌诀形式概括其主证为“口苦呕涎烦惊悸”。现在临床上运用本方可以治疗许多病证，所以有必要重新加以研究。

（1）方名考识

从温胆汤的药物组成来看，本方属于化痰清热、和肝胆、除虚烦、定惊悸的方剂，作用在于清而不在于温，与温寒暖胆的方剂明显有别。那为什么不把本方叫做“清胆汤”，反而叫“温胆汤”呢？中医认为肝属刚脏，性喜条达而忌抑郁，胆喜宁静而恶烦扰。《备急千金要方》说：“胆腑者，主肝也。肝合气于胆，胆者中清之腑也”，可见肝胆在生理上是相互沟通的。由于肝胆之气具有生、升的特点，以舒畅条达为平，古人将肝胆之气比类如春气之温和，温则胆气乃能条达。如果痰热邪气客于肝胆，肝胆失其温和则发病。欲复其性，必先去其痰热，痰热去则胆气自和而温，因此用“温胆汤”作为方剂的命名。

（2）病因病机

温胆汤证的发病原因及机理，概括起来可以分为以下几个方面。

1）情志因素：凡七情所伤，如恼怒、抑郁、思虑不决等，都能影响肝胆而使气机不利，不能顺其生长发陈之性，于是木气郁而土气不达，土气不达则易生痰湿；气郁日久则化热，痰与热因气郁而交阻，则内扰肝胆为患。

2）饮食内伤：如嗜食肥甘，过于饮酒喝茶，以致素体痰湿壅盛，日久蕴而化热，内犯肝胆而成疾。

3）外邪所伤：如外受湿热，或被暑湿所伤，或大病后痰饮未消，余热未尽，痰热扰于肝胆而为病。

总之，痰壅气郁，肝胆失于疏泄，久而化热生火，以致痰、气、火三者交郁，就形成了“温胆汤证”。

(3)主治病证

温胆汤的临床运用十分广泛，涉及多种病证，但根据临床所见，其主要脉证是：头目眩晕或疼痛，失眠，心烦，恶心，呕吐，心悸，胸胁胀满或疼痛，胆怯易惊。舌质红绛，舌体胖大，苔黄白而腻，脉弦滑或数。

其主证分析如下：肝胆风火相煽，挟痰热上扰，壅闭清阳之位，故头目眩晕或疼痛；肝胆气郁而失于决断，神魂无主，所以心悸而善惊；痰热内扰心神，则烦躁不宁，失眠而多梦不安；木郁土壅，脾胃升降失常，往往出现泛恶欲吐、纳呆；肝胆气郁，使其经脉不利，则胸胁胀满或疼痛。

此外，痰为百病之母，更兼火性肆虐，病在少阳，枢机不利，气机升降出入失常，各种兼挟证比较多见，或挟湿热，或挟食滞，或挟阳亢，或挟风阳入络等证。

(4)临床运用特点

凡用温胆汤，一定要掌握其加减变化的基本规律，这是临床上运用本方治疗多种病证而取效的关键。

1)柴芩温胆汤：治疗少阳气郁化火，经气不利比较严重，如胸胁苦满或疼痛，口苦，目赤，偏头痛或气窜作痛等，加柴胡、黄芩，布达少阳气郁，发越少阳火郁，而能利少阳枢机。若胁下痞硬，加生牡蛎、川楝；胸胁疼痛引背者，则加片姜黄、南红花。

2)黄连温胆汤：治疗痰热扰心而热势较重，以心烦不安或失眠为主。火热重者再加黄芩，以清泄胆腑火热之邪。

3)归芍温胆汤：治疗少阳痰热而挟阴血亏虚。肝为藏血之脏，体阴而用阳。气郁化火，最易耗损肝血，血虚不荣则见头皮或肢体麻木，肢体拘急痉挛或肢颤，或周身窜痛，舌质红绛少苔或有裂纹，加当归、白芍滋养肝血；若头晕或头痛以月经为甚，上方再加白薇、党参；头胀痛者加夏枯草，巅顶头痛加川芎、白蒺藜，后脑痛加桂枝；阴虚严重而舌质光绛者，可加生地或乌梅。

4)龙牡温胆汤：治疗胆气虚怯，心神不宁所致的惊怖而夜寐不安，加龙骨、牡蛎可以敛神定志，同时加大茯苓剂量，以加强其安神的功效。严

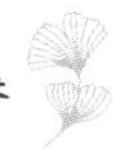

重者，可再加夜合花、夜交藤与龙齿。

5）桃红温胆汤：治疗少阳痰热而挟有血瘀脉阻，出现神呆或健忘，舌质有瘀斑，加桃仁、红花活血化瘀而通利血脉，严重者可再加川芎、赤芍。

6）丹栀温胆汤：治疗痰热内蕴，少阳相火郁勃，出现心烦不安或烦热汗出等，加丹皮、山栀以泄少阳相火。若五心烦热，加知母、黄柏；午后低热或盗汗，加青蒿、地骨皮。

7）郁蒲温胆汤：治疗痰热蕴于胸膈，痹阻气机而见胸闷胸疼等，加郁金、菖蒲豁痰利气以开痹。若善太息或心中懊侬者，加佛手、香附；或由于痰湿上蒙心窍而出现神呆不语或语言不利者，也可加此二味豁痰开窍，严重者再加远志、珍珠母、胆星、天竺黄等。

8）苍柏温胆汤：治疗痰热挟湿热下注，而见腰膝疼痛，尿黄短不利，妇女带下多等，加苍术、黄柏清利下焦湿热。带下黄秽加土茯苓、椿根皮；湿邪重而厌食油腻者，加茵陈、滑石。

9）黛蛤温胆汤：治疗少阳痰热，相火郁勃而扰心犯肺，出现躁烦神狂多梦，或咳嗽痰多者，加青黛、海蛤壳清肝凉血，涤痰化结。痰多加瓜蒌仁、枇杷叶；吐痰不爽加海浮石。

10）羚钩温胆汤：治疗少阳痰热而挟肝阳上亢动风，症见眩晕耳鸣或昏仆，腰膝酸软，或肢麻、肢颤，加羚羊角、钩藤平息肝风。

11）蚕蝎温胆汤：治疗痰热动风入络而见肢体麻木，项强疼痛或肢体拘急痉挛者，加全蝎、僵蚕虫类搜剔之品以通经活络。

12）硝黄温胆汤：治疗少阳痰热而挟有胃家实滞者，症见腹胀满，大便干结或不爽，加大黄、芒硝或风化硝通腑泄热，以和胃气。

以上所举的 12 种兼挟证，常常伴随着主证而出现。主证与兼证在病机上有着内在的联系，如果能将以上所说的各种证治规律及特点熟记于心中，临证时审察病机之所变、病证之所偏重而加减变化不拘一格，则用方投药，多能取效。

（5）病案举例

病案一：唇舌感觉异常

杨某，女，59 岁。得病已 5 年，屡治无效。自称其右侧唇与舌体感觉热而麻，如涂辣椒末，而左侧唇舌则感觉寒凉如冰。每日晨起必定先呕吐痰涎数口，而且心悸易惊，少寐多梦，舌苔白腻，脉弦滑有力。

用温胆汤加胆星、竹沥、黛蛤散,服六剂后诸症全消。

病案二:心胸懑闷

张某,女,32岁。病从惊吓而得,心胸懑闷,有时气上冲胸,心中烦乱难忍,必须奔出户外,大声喊叫才觉舒缓。夜寐不佳,多梦,善畏,情志嘿然。舌质红苔白,脉沉弦。

用温胆汤加郁金、菖蒲、香附、青皮、丹皮、白芍,服20余剂,逐渐获愈。

病案三:幻觉幻视

王某,女,30岁。素常胆怯善惊,如果一人独居,往往幻见一屋老幼猬集,并向之吃吃而笑,非常森人。经常失眠,夜多噩梦,头痛,心烦口苦。舌质绛,苔黄厚,脉滑数。

用温胆汤加黄连、黄芩、龙骨、牡蛎、夏枯草、栀子等,进退十余剂而安。

病案四:身体振颤

朱某,女,21岁。平时胆怯易惊,少寐多梦。近日来每天午后周身振颤但无寒热,饮食尚可,经带也正常。只见面色黧黑,舌苔白腻,脉沉滑。此为痰气内郁,肝胆神魂不潜,挟有血虚动风之象。

用温胆汤去甘草,加钩藤、当归、白芍、熟地、香附、郁金、胆星,四剂愈。

病案五:失眠

张某,女,58岁。患失眠已有一个多月,经常感觉心中烦闷而难以入睡,或睡后乱梦纷纭,常被梦中景物所惊醒,心悸,闻声则惊。舌质红苔薄,脉弦。其证每因情志郁怒而加剧。

用柴芩温胆汤加黄连粉、夜交藤、夜合花,服四剂即能安寐。

病案六:抽搐

周某,男,5岁。患小儿惊风,四肢不时抽搐,受惊吓后更加严重。舌苔腻,脉滑。

用温胆汤去生姜、甘草,加天竺黄、天麻、钩藤、龙胆草、全蝎。

连服五剂而抽搐止。

病案七:狂躁

武某,男,22岁。一年前精神受到剧烈刺激而患病。神情嘿嘿或多言不止,心烦不眠,时而狂躁不安。西医诊断为狂躁型精神分裂症,曾用

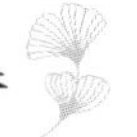

中西药治疗而效果不显。大便干,舌质红绛,脉弦滑。证属阳火亢盛,挟痰扰心。

用黄连温胆汤加大黄、郁金、菖蒲、青黛、海蛤壳,并送服紫雪丹。

连服四剂,神志转清,言答正常。续用上方加减调治而愈。

病案八:眩晕

李某,男,41 岁。头晕目眩,视物旋转,伴心悸,汗出,呕吐酸苦。舌质红苔白,脉弦细。用归芍温胆汤加白薇、石斛、石决明、龙胆草、生龙牡,服六剂而眩晕止。

半个月后,天旱不雨,溽热袭人,病证又发作,上方加青黛、滑石、鲜荷叶进退而愈。

病案九:头痛

温某,女,27 岁。患前额胀痛,伴头晕,泛恶欲吐已 2 年,近来发作频繁,每月 2 次。舌苔白腻,脉弦滑。

用温胆汤加夏枯草、菊花、黄芩、当归、白芍。

服药四剂,头痛若失。

病案十:热极似寒

王某,男,44 岁。患者常觉有一股寒气从少腹向上冲逆,或向四肢滚滚流动,所到之处,寒冷麻木不堪忍耐。虽在炎暑烈日之下,也必须穿棉裤棉鞋才觉舒服。曾用附子一次量达 30 克也毫无反应。其人身材高大,双目炯炯有神,大便常,小便黄短,口苦恶心,胃脘作胀。舌苔白腻,六脉弦数有力。这是肝胆气郁,郁极化火,火极似水反见寒象。

用柴芩温胆汤加当归、白芍、全蝎、青黛、滑石、龙胆草、栀子、青皮。

前后加减共服九剂,寒流不作,身已觉温,能脱去棉裤棉鞋。后用四逆散调治。

7. 加减木防己汤治疗湿热痹

加减木防己汤出自吴鞠通《温病条辨》。他说:“暑湿痹者,加减木防己汤主之。”“暑”,即为“热”,所以“暑湿痹”即是“湿热痹”。加减木防己汤是治疗湿热痹的主方。外感热邪，与内湿相并，而致湿热合邪为患；或素体阳盛有热，感受外邪后易从热化；或因风寒湿痹日久不愈，邪留关节经络，郁而化热，都可以导致湿热痹。

自从《素问·痹论》指出“风寒湿三气杂至，合而为痹也。其风气胜者为行痹，寒气胜者为痛痹，湿气胜者为着痹”以来，论治痹证莫不以风寒湿三气为主。治行痹以散风为法，驱寒利湿为辅，方如防风汤；治痛痹以散寒为法，疏风燥湿为辅，方如乌头汤、蠲痹汤；治着痹者，以利湿为法，祛风解寒为辅，方如薏苡仁汤等等。而对于“湿热痹”的证治则逐渐湮没不闻。

从临床实际情况来看，当今人民大众多食膏粱厚味，又喜服性热温补之品，而使素体阳盛热多，卒然感受风寒湿三邪，则从阳化而为湿热，湿热邪气痹阻经络关节，气血不通，则形成湿热痹。如《金匮翼·热痹》说：“热痹者，闭热于内也……腑脏经络，先有蓄热，而复遇风寒湿气客之，热为寒郁，气不得通，久之寒亦化热，则㿏痹熻然而闷也。”

湿热痹证，是湿热相因为患，客于关节经络之间，湿聚热蒸，蕴郁不散，久而久之，经脉气血受阻，运行不畅，因而成痹。临床辨证多见肢节对称性红肿疼痛，活动不利，多伴口干而渴，小便黄短，或发热，或大便干结，舌质红或绛，舌苔黄腻，脉滑数或沉滑有力等。治疗湿热痹证，以清热利湿、宣通经络为主要治法。

加减木防己汤是由《金匮要略》的木防己汤去人参，加通草、杏仁、滑石、薏苡仁而成。本方的特点是重用石膏，以清热为主，配以滑石、杏仁、苡米清利三焦之湿热；防己、桂枝宣通经脉之气；通草能通利经络关节之气血。全方共奏清热利湿、宣气通络之功，吴鞠通称其为“治痹之祖方”。

病案一：王某，男，15 岁。患右踝、右膝关节红肿疼痛已半年之久，严重影响活动。伴右脚底抽掣，右肩关节疼痛，大便素来干结，小便黄赤，口干喜饮。舌质红，苔黄腻，脉滑数。血沉测定 50 毫米 / 小时。

木防己 15 克　桂枝 10 克　杏仁 10 克　滑石 15 克　通草 10 克　苍术 10 克　蚕沙 10 克　生石膏 30 克　苡米 30 克　海桐皮 12 克

上方加减服 30 余剂后，关节疼痛明显减轻，血沉测定 25 毫米 / 小时。上方又加赤小豆、金银花各 12 克，再服 60 余剂，疼痛消失，活动自如，血沉测定 3 毫米 / 小时，从此病愈。

病案二：索某，男，50 岁。患两膝关节红肿热痛已多年，屡用驱寒散风等方治疗无效。其人小便黄赤，大便不爽，舌红苔腻，脉滑数。

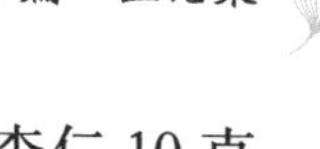

木防己 18 克　生石膏 30 克　苡米 12 克　滑石 12 克　杏仁 10 克　通草 10 克　桂枝 10 克　片姜黄 10 克　海桐皮 10 克

服二剂则效，四剂肿消，六剂后疼痛消失。

病案三：曹某，男，55 岁。患坐骨神经痛。右臀下至大腿后与委中穴处剧痛拘急，不能步履，注射杜冷丁及普鲁卡因（穴位封闭法）皆不得效。舌绛苔腻，脉弦大，视其白睛带黄，询知小便黄短。辨为湿热痹，先服芍药甘草汤缓解筋脉拘急，后用：

木防己 12 克　海桐皮 12 克　生石膏 30 克　苡米 30 克　桂枝 10 克　杏仁 10 克　滑石 18 克　木瓜 10 克　通草 10 克　片姜黄 10 克　龙胆草 10 克

服六剂痛减其半，改用：苍术、黄柏、木瓜、龙胆草、木通、柴胡、黄芩、知母、槟榔、当归、白芍、防己、车前子、泽泻各 10 克。

六剂而痛止。

湿热痹在临床治疗的过程中，还要注意以下几点：

(1) 湿热相因为邪，纠缠不清，难以速去，治疗应抓住主要矛盾，守方守法。

(2) 湿热内蕴，不得外出，可见巩膜轻度黄染，但身不黄；或影响肺之治节，亦可见咳嗽、咯痰等。

(3) 石膏必须重用，热甚者配知母、金银花等增其清热之功；痛甚者加片姜黄、海桐皮增其活瘀宣络之效。

(4) 在治疗过程中，常可根据兼证加味治疗。如热伤营血而见皮下瘀斑者，加紫草、丹皮、生地等凉血之品；湿盛下注者，加苍术、黄柏、龙胆草、木通等利湿之药；气血瘀滞者，加桃仁、红花、乳香、没药等活血行气。

8. 温病证治约言

温病的病证名称及治疗方法，在古人书籍中，名目繁多，初学者难以掌握。有鉴于此，特作《温病证治约言》一篇，从临床实际需要出发，少而精，以切实用。

(1)温热证治

1)上焦：太阴温病，脉浮数，或两寸独大，尺肤热，头痛，微恶风寒，身热，自汗，口渴，或不渴而咳，午后热甚者，辛凉平剂银翘散主之；若咳甚而热不甚者，辛凉轻剂桑菊饮主之；若但热不寒，脉浮洪，舌苔黄，口燥渴甚，大汗，甚者面赤恶热者，辛凉重剂白虎汤主之。

若太阴温病由气及血，气血两燔，除见白虎汤证外，更有午后热甚等症，加减玉女煎主之；若气分之热迫血上行而作衄者，犀角地黄汤加银花、连翘、芦根主之；若温热之邪，由卫入营，寸脉大，舌绛而干，反不渴者，清营汤去黄连主之；若温热邪气郁遏营卫，发生赤斑者，化斑汤主之；若不发斑而发疹者，银翘散去豆豉，加细生地、丹皮、大青叶，倍玄参主之；温热由手太阴肺逆传心包，出现神昏谵语，舌蹇肢厥，或见痉厥抽搐，量其病情，酌用清宫汤、安宫牛黄丸、紫雪丹、局方至宝丹治疗。

安宫牛黄丸芳香开窍，咸寒清热滋阴，苦寒清热燥湿，为三宝中之主将；紫雪丹于开窍之中能清中焦实热；局方至宝丹开窍辟秽，并滋肝肾，为三宝中之次将；至于清宫汤，擅清膻中之热，且能滋水以制火，但不如三宝轻灵捷效，唯宜轻证。

2)中焦：温热由上焦顺传中焦，阳明胃热津伤，但未成燥实，大便尚通，其脉洪滑，大热烦渴，喜饮凉浆，舌上干燥，或见黄苔，小便涩赤，呼吸俱粗，可用白虎汤治疗。若大便闭结，舌苔老黄，或黑干芒刺，脉反小实或迟而有力，但热而不恶寒，反恶热，日晡热增，腹中疼痛，或绕脐痛，或手足汗出濈濈然，大承气汤主之。若上证具而病势轻微者，可用小承气汤主之；若谵语不大便，身无汗，腹不疼痛，加用紫雪丹治疗；若服后仍不大便，热不退者，酌用调胃承气汤。若阳明胃实兼见上焦痰热互结，其证大热大渴，舌燥，脉滑数，舌色金黄，痰涎壅盛，宜承陷合方治疗。若阳明胃实而脉虚，或应下而失下，正虚不能运药，用承气汤无益，可用新加黄龙汤为正邪兼顾之计；若肺胃皆实，右寸实大，痰涎壅滞，喘促不宁，肺气不降，地道不通，用宣白承气汤治疗；若阳明内实，兼有小肠、大肠热结，其证除大便不通外，尚有左尺脉牢坚，小便赤痛，时烦渴甚，用导赤承气汤治疗；若因温邪上闭心包，内窍不通，症见神昏谵语，大便不通，用牛黄承气汤治疗；若阳明胃实已下，二三日里证复现，但脉来无力，或见阳明可下证，但脉沉而

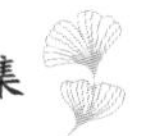

弱，以及体弱津枯，老年肠燥，均以增液汤为主，或用调胃承气汤、增液承气汤。

阳明温病发黄，治同伤寒，总以茵陈蒿汤为宜。

3）下焦：温热邪气，最易下伤肝肾之阴。或因中焦阳明土燥而竭少阴精水，或肾阴不滋，肝阳鸱张而动风发痉，必以大剂甘寒与潜阳之品急救其虚。若温邪久羁阳明，或已下或未下，身热面赤，口燥咽干，甚则齿黑唇燥，脉沉实者，仍可下之；脉虚大，手足心热甚于手足背者，加减复脉汤治疗；或温病误汗，津液被劫，心中震震，舌强神昏，仍用复脉汤治疗；若温热下耗少阴肾精，耳聋不聪，亦用复脉汤治疗。凡温热伤阴，口干咽燥，舌赤苔老，神倦欲寐，或热不为汗下所衰，六七日以外脉尚燥盛者，均应以复脉汤或救逆汤主治。也有温热伤阴，大便不摄而作溏泄，脉数而软，用一甲煎或一甲复脉汤；也有少阴温病，真阴欲竭，壮火复炽，心中烦而不得卧寐者，可用黄连阿胶汤，泻南补北，手足同治。若温热久居下焦，灼伤肝肾真阴而发为厥、哕，脉细而劲，用小定风珠治疗；若上证邪盛正虚，神倦瘈疭，舌绛少苔，脉气虚弱，时时欲脱，急用大定风珠治疗。若少阴温病，脉沉数，舌干齿黑，手指但觉蠕动，急防痉厥；或已成痉厥，脉细促，心中憺憺大动，甚则心中痛者，用一甲复脉、二甲复脉、三甲复脉汤，酌其证情之轻重而用之。凡少阴温病，夜热早凉，热退无汗，热自阴来，用青蒿鳖甲汤治疗有效。

（2）暑温证治

1）上焦：手太阴暑温，寒热无汗，右脉大于左，舌苔白略腻，用新加香薷饮治疗；若见汗出，口渴饮凉，脉右大而数，用白虎汤治疗；若身重或疼，下肢厥冷，小便短少，用白虎加苍术汤治疗；若暑热伤气，汗出甚多，脉大无力者，用人参白虎汤；汗多脉散大，喘咳欲脱者，用生脉饮治疗。一般暑热，寒热烦渴，小便涩短，或泄利，用益元散凉水冲下。

暑温上犯心包，治与温热同。

2）中焦：阳明暑温，热结化燥者，按承气汤证治之。

暑多挟湿与痰水，阻碍三焦，影响气机。若脉洪滑，面赤身热头晕，不恶寒但恶热，舌苔黄腻而滑，渴欲凉饮，但得水则呕，胸下痛，小便短，大便闭者，为水结在胸，小陷胸汤加枳实治疗。若痰热凝聚，心下痞满，不饥不食而又不大便，脉滑数，用加减半夏泻心汤治疗。若暑温漫延三焦，不拘一处，其证但以肺胃为主，呕、渴、心下烦满，小便少，下利，或发热等，可用三石汤治疗。若舌苔不滑，黄而灰白，胸中痞闷，烦渴自利，汗出尿短者，用杏仁滑石汤治疗。

3）下焦：暑犯下焦，证有虚实之分。

如暑邪与在里之水湿搏结在肝经，其症胁痛，或咳，或寒热如疟，或但潮热，不得作柴胡证，轻者用香附旋覆花汤治疗，重者用控涎丹治疗。若暑邪而发生蓄血或热入血室证，治与温热同，此属实证方面。

若暑邪深入少阴而消渴者，用连梅汤治疗；暑邪久入下焦，消灼真阴，兼伤元气者，可用三才汤治疗，或参以复脉汤等法；若暑邪下犯厥阴而发生身体麻痹者，也用连梅汤治疗；若舌苔灰而消渴，心下板实，呕恶吐蛔，寒热下利血水，甚则声音不出，上下格拒者，用椒梅汤治疗，此属虚证方面。

（3）湿温证治

1）上焦：湿温为病，头痛，身重酸疼，寒热，胸闷不饥，午后身热，泛恶，小便发黄，脉弦细而濡，舌苔白不渴，用三仁汤治疗；太阴湿温气分闭郁而呃逆者，用宣痹汤治疗；咳喘者，用千金苇茎汤加杏仁、滑石治疗。

湿温上犯心包，神昏谵语，治同温热，唯用清宫汤法减去滋腻之品，如麦冬、莲心，加入金银花、赤小豆皮清热利湿之品。

2）中焦：湿温病在中焦较为多见，其机制在于湿困中州，气机不利，每见脘腹胀满、饮食不运、二便失调等症。酌其湿与热孰多孰少，选用加减藿香正气散治疗。如湿困三焦，小便不通，渴不多饮，呕逆身痛，头重且胀，神识昏迷者，先用安宫牛黄丸芳香开窍，继用清淡分消湿浊之法，如茯苓皮汤，即所谓“治湿不利小便非其治也”。若湿热两伤，脉缓身痛，舌淡黄而滑，汗出热退，继而复热，小便黄短，当以黄芩滑石汤清利湿热；若湿阻中州，胃气不和，与饮相搏，呕而不渴，用小半夏加茯苓汤治疗；若胃气上逆为哕者，用新制橘皮竹茹汤治疗；若呕甚而心下痞者，用半夏泻心汤去人参、干姜、大枣、甘草加枳实、生姜汤治疗。若中焦湿热发生黄疸或水肿者，用二金汤、茵陈五苓散、杏仁石膏汤等，以达到表里两解，三焦统清，纵横开阖，使湿热得解，黄疸可退。湿证复杂，治法颇多，如能先掌握住以上诸法并作为基础，由是循序而进，便有得心应手之妙。

3）下焦：湿温久羁，弥漫三焦，神昏窍闭，少腹硬满，大便不下，用宣清导浊汤主之。若湿与气搏，既伤且阻，三焦不利，二便不通，可用半硫丸治疗；若浊湿久留，脾肾两伤，舌苔腐白，不喜饮食，尻肛作痛，大便下坠，重

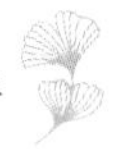

而难通，脉沉而缓，可用术附汤治疗。湿邪为病亦能继发疟痢等证，按疟痢常规治疗。

（4）秋燥证治

1）上焦：燥热初袭肺胃，左脉数大，咳嗽咽干，苔白边红，治用清燥汤；若伤肺胃之阴，发热而咳，口中干燥，用沙参麦冬汤治疗；若燥伤肺胃，气膹作咳与喘，咯白黏痰，夜发为重，用喻氏清燥救肺汤。

寒燥亦称凉燥，初伤肺卫气分，咳嗽稀痰，头痛，微恶风寒，鼻嗌阻塞，脉弦无汗，舌苔白而润，用杏苏饮治疗；若燥伤肺金，逆及肝木，其症头痛寒热，胸胁疼痛，甚则变生疝瘕，用柴胡桂枝汤加吴茱萸、川楝子、茴香、木香治疗。

2）中焦：燥从热化而成阳明里实证，按伤寒法治疗；若未热化，而成寒燥津凝，大便不通，其脉短涩，面青黄，苔不黄燥而多滑腻，治用大黄附子汤或新方天台乌药散。

3）下焦：燥气入下焦，搏于血而成癥者，无论男妇皆用化癥回生丹治疗。若下焦阳虚，六脉不足，寒燥下伏，则少腹胀痛有形，痛止则消散，可用复亨丹治疗。

（5）结语

伤寒和温病是外感热病的两大系列，寒温迥异，证治各殊，切不可偏执，或混为一谈。世之医家，有重伤寒而废温病，有重温病而废伤寒，更有甚者，以伤寒之法治温病，以温病之法治伤寒。寒热不辨，温清不分，以致延误病机，变证迭出。仲景之书为万世立法，其六经辨证论治体系不独为外感风寒而立，也能用治杂病。但温病证治，大有别于伤寒，所以欲在临床上立于不败之地，也需精研温病之证治。清人吴鞠通作《温病条辨》，病名列风温、温热、温疫、温毒、冬温、暑温、伏暑、寒湿、湿温、秋燥等十种，分列三焦证治，共二百三十八法，一百九十八方，论治温病甚详，为后人所推崇。但其方法繁多，印之于临床，也令人难以掌握。现将其书中精要之处总结归纳，又不失其义，病名列温热、暑温、湿温、秋燥四种，按三焦分治，简短扼要，可为初学者借鉴。

9. 阴虚性肝胃不和的证治

在临床上，一提到肝胃不和，往往指肝气郁结犯胃，引起胃失和降而言，对此，似乎没有什么可以议论之处。但是，另有一种“阴虚性的肝胃不和”则恰恰相反，认识它的人还不够广泛。这种病的症状，与一般的肝胃不和看起来很相似，所以诊断时容易混淆不清，在治疗上也容易犯用燥药反劫肝胃之阴的错误。

首先应该说明，这里所指的“阴虚”，是指肝血和胃液不足，因为肝血胃液，都有节制肝胃气、阳的作用。如果肝、胃阴虚，不能节制气阳，则可导致肝气横逆，而使胃气不和。叶天士说：“厥阴之气上干，阳明之气失降。”可见，肝胃阴虚的肝胃不和有其特殊性，不能与一般的肝胃气不和混为一谈。为了进一步说明阴虚性肝胃不和，现从病因、病机、辨证治疗及临床医案几个方面来加以论述。

（1）病因

导致阴虚性肝胃不和的病因较广，举其常见者，有以下几种。

1）肝阴虚的病因

肝气：肝气以条达疏泄为顺。如果由于情志因素而使肝气抑郁不疏，或暴怒气上，激发肝阳，皆能化火而伤肝阴。

饮食：偏嗜辛辣，或过服温燥之药，或以酒为浆，则能助阳化火而伤阴。

劳役：凡久视而伤肝血，房劳过度而伤肾阴，或产乳过众而耗血液，皆能使肝阴匮乏而生病。

外感：六淫之邪皆能化火，尤其是温热之邪，最易内入营血而耗其阴。

2）胃阴虚的病因

情志：五志过极化火，内耗胃阴，势如焚羔，不竭不止。

饮食：同肝阴虚。

外感：传经之邪入里化燥而伤胃阴。

误治：汗、吐、下运用不当，皆能内耗胃液。

病后：伤寒大病愈后，往往出现胃阴不足。

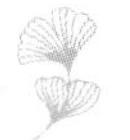

（2）病机

1）肝：《素问·阴阳应象大论》说："东方生风，风生木，木生酸，酸生肝……"说明肝脏有风木特性，故称"风木之脏"。肝木禀受春气，而有生、升的特点，因与少阳为表里，中寄相火，阴中有阳。朱丹溪说："阳有余，阴不足。"肝阳之用，在某种情况下容易过极；肝阴之体，在某种情况下又容易不足。但是，人体脏腑的阴阳气血，在正常情况下是互相制约的，肝的气阳只能驯伏而不能太过，这是因为上焦有肺气清肃下降，中焦有胃液滋溉，下焦有肾阴潜涵，三焦为水谷之道路，津液流布，所以肝阳不能不潜，而肝气也不得不柔。

至于血液节制肝阳、肝气的作用，比上述各脏更为明显和重要。《素问·五脏生成》说："故人卧血归于肝，肝受血而能视。"如果肝不受血，则目也不能视，可见血对肝的重要性。以此推论，肝血不但荣于目，而且能制约肝气的横逆，制约阳气的过亢，制约肝风的发动，如此种种，可以连类发明。

以上这些认识，为肝血虚所致的肝气不和，以及在治疗上用血药养肝而不用气药疏肝，制定了相应的理论和方法。

2）胃：胃属阳明，"两阳合明谓之阳明"，标志着阳明处于两阳之间，阳气非常隆盛，所以负有腐熟水谷的作用。阳明恶燥喜湿，与太阴相表里。胃阳虽盛而不致亢奋无制，是因为有太阴津液的补充，所以胃气得以下行为顺。如果胃液不足，盛阳无制，则燥气得逞。叶天士提出了"胃汁竭，肝风动"的理论，不但重视胃阴，而且还认为胃阴虚可以发动肝风为患。治疗时主张用甘寒滋润药物，如益胃汤，从而补充了李杲偏重甘温补脾所致的不足方面。

通过长期的临床研究，针对阴虚性肝胃不和的特点，我们研制了"柔肝滋胃饮"与"益胃和肝汤"辨证论治，颇能得心应手。

（3）辨证治疗

1）肝阴虚为主的肝胃不和证治

主要脉证及舌象：胸胁满闷，胃脘痞胀或疼痛，嗳气或呃逆，脉弦细数，舌红绛少苔或无苔。

兼证：口咽发干，以晨起明显，不欲饮食，大便不爽或溏泄，心烦寐差，或兼见低热。

证候分析：血虚则不能柔养肝体，肝失血养，变柔为刚而使肝气不和。肝横气逆，胃当其冲，所以见证与一般的肝胃不和颇为相似，但是舌绛无苔，脉弦细以及一派阴虚津亏的见证，与一般的肝胃不和不同。

治法：柔肝，滋胃，调气。

方药：柔肝滋胃饮。

沙参　麦冬　玉竹　生地　白芍各10～15克　川楝　佛手　橘叶　丹皮各6～9克

方解：川楝、佛手、橘叶疏肝理气而不伤阴；丹皮、白芍平肝凉血以制肝横；沙参、麦冬、玉竹、生地能滋胃柔肝以养阴血之虚。

加减法：

胸咽堵塞，加贝母、郁金、枇杷叶、射干等宣肺利咽之药；

头目眩晕，加菊花炭、珍珠母、石决明等平肝潜阳之品；

恶心呕吐，加枇杷叶、竹茹、荷蒂等和胃降逆；

不欲饮食，加生扁豆、生谷芽、川石斛等滋养脾胃以生发谷气；

大便泄泻，去生地，加生牡蛎、生山药等药健脾以固肠胃。

2）胃阴虚的肝胃不和证治

主要脉证及舌象：口咽干燥，胃中灼热但饮水不多，食减，厌食荤腥而喜食清淡，大便或溏或燥。舌质红绛，无苔或少苔，脉弦细数。

兼证：胸脘胀满，噫气不除。

证候分析：胃阴虚则津液不能上承，故口咽干燥；胃液不足则阳热上熏，故食减而厌荤腥；胃中津液不调，所以大便或溏或秘。至于胁脘胀满，噫气等症，无非肝失疏泄，气机逆乱的结果。

治法：滋胃阴，和肝气。

方药：益胃和肝汤。

沙参　麦冬　玉竹　生地　白芍各15～18克　枇杷叶　川楝　郁金　荷蒂　丹皮各6～9克

方解：沙参、麦冬、玉竹、生地滋养胃阴以柔肝气；丹皮、白芍平肝凉血；川楝、枇杷叶、郁金、荷蒂清降胃气，条达肝气，以治胀满、噫气等症。

加减法：

胃中灼热，加大剂量石斛、黄精、山药以敛其阳热之气。

胃脘疼痛，加延胡、郁金、绿萼梅、佛手等调理气血以止疼痛；

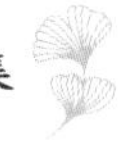

大便溏泄，加牡蛎，甚者加乌梅；

心烦寐差，加夜交藤、夜合花。

（4）病案举例

病案一：胁脘胀满

李某，男，35岁。患慢性肝炎已有2年。两胁胀满疼痛，脘腹作胀，嗳气则舒，饮食日减，口咽发干，大便溏泄，每日2～3次。自述服中药200余剂而不见功效，所视其方，皆香燥疏肝理气之品。视其舌光绛无苔，脉右弦滑、左弦细。

川楝9克　贝母9克　荷蒂9克　青皮9克　木瓜9克　沙参30克　麦冬30克　黄精30克　白芍6克　炙甘草9克

服药三剂后，诸症均有明显好转。方中又加乌梅2个，再服五剂，症状已基本消除。

病案二：不能食

吴某，男，32岁。患胃病一年有余，不能食，强食则胃脘发胀，呃逆而胃中泊泊然有声。口咽发干，尤其以睡醒后为甚。且大便作泻，每日数行，形瘦体惫。有医按脾虚治疗，投以人参健脾丸，诸症未止，又添梦遗，脉弦细，舌光红如锦。知其阳用太过而又误用温燥，助阳为火，反更伤其精。

玉竹15克　生地15克　麦冬15克　沙参15克　山药19克　木瓜6克　川楝9克　牡蛎12克　石决明12克　粳米9克　冰糖6克

服此方如法加减，共30余剂，始能饮食如常而诸症亦消。

病案三：胃脘疼痛

吕某，男，48岁。患十二指肠溃疡，胃脘疼痛以食后为甚，饮食减而大便溏泄，每日七八次。服用温中理气之药反而加剧。舌红绛而干，脉弦但按之软。

沙参　麦冬　玉竹各12克　白芍9克　甘草6克　山药15克　茯苓9克　荷蒂9克　川楝　延胡各6克　珍珠母12克

初服五剂，疼痛大减。守方进退20余剂而饮食渐增，大便基本转常，舌红而生白苔。改用参苓白术散制成蜜丸巩固。

病案四：下利腹痛

曲某，女，48岁。1969年经北京某医院确诊为“乙状结肠癌”而行手术治疗。一年后，陆续出现术前证候，两侧少腹疼痛以左为甚，大便下利每日四五次，呈棕色或如橘皮色，黏液甚多。食减，呃逆嗳气，舌红绛，苔薄白，脉沉弦滑。此为肝气化火，迫胃肠津液下注为利。

川楝 佛手 荷蒂各9克 绿萼梅6克 石斛30克 麦冬15克 白芍18克 炙甘草9克 玉竹 沙参各9克 藕节6克。

服药六剂后，下利与呃逆皆有明显减轻。上方又加青皮、丹皮、山栀、贝母等药，服12剂，症状消失。

10. 益胃汤的临床运用

益胃汤法原出于叶天士《临证指南医案》，经吴鞠通归纳总结后，提出“益胃汤”这一方名。他认为：“盖十二经皆禀气于胃，胃阴复而气降得食，则十二经之阴皆可复矣。欲复其阴，非甘凉不可。汤名益胃者，胃体阳而用阴，取益胃用之义也。”

本方由沙参、麦冬、生地、玉竹、冰糖组成，以甘凉柔润之法滋养胃阴，是益胃滋液的代表方；临床上用来治疗胃阴不足所致的多种病证，疗效卓著。外感温热病过程中，热邪最易耗伤胃阴，胃阴一伤，则上不能滋肺，中不能柔肝，下不能滋肾，由此可发生各种病症。其他如温病误用汗下，或素嗜辛辣，也容易使胃阴受损。所以，益胃汤治疗胃阴虚就极有临床意义。

病案一：叶某，男，40岁。身高体魁，但食量甚少，每日只进食250克(四五两)，且不喜肥甘之味。胃中隐痛时作，大便干燥，夜寐欠佳，晨起口咽干燥。舌红绛少苔，脉弦细而数。此胃阴虚而津液不足使胃气不得下降，所以谷物不得纳入。

麦冬18克 玉竹15克 沙参15克 生地10克 石斛30克 白芍10克 牡蛎12克 甘草6克

按语：不欲食一症，临床多从胃气虚弱入手。但也有不少是属于胃阴虚的不欲食，须以甘凉滋液为法。吴鞠通说：“胃阴复而气降得食。”胃津不能上润则口咽干燥，或喜饮；阴不足不能和阳，阳不得入于阴则夜不安寐；胃中津液不能下濡肠间，故大便干燥。有形之阴不能速生，治疗时应谨守其法，须缓缓图治。

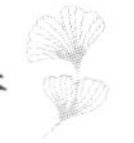

病案二:孟某,女,2 岁。症见咳嗽,低热,盗汗,不欲食而反喜饮水,舌红苔薄,脉数。此胃阴虚而肺系失润,主以益胃之法。

沙参 6 克　麦冬 6 克　玉竹 6 克　生地 6 克　冰糖一块　牡蛎 10 克　糯稻根 15 克

上方共服 20 余剂而愈。

病案三:陈某,男,52 岁。素有胃疾,近日大便潜血,胃脘疼痛,不欲饮食,食后则胃疼更甚,口干,舌红少苔,脉滑数。证属胃阴不足,不能制阳而生内热,热又伤及阴络而动血。

沙参 15 克　麦冬 15 克　玉竹 15 克　鲜生地 30 克　石斛 15 克　扁豆 10 克　苡米 10 克　藕节 15 克　桑叶 10 克　竹叶 10 克

服六剂,血止而痛去。减去藕节、桑叶,又服十余剂而饮食渐增。

病案四:庞某,男,28 岁。大便不调,每日三四行,甚或十多次。所奇者,大便后又泻出棕褐色油脂,时多时少,偶或矢气,往往同油脂迸出。肛门灼热,有下坠感。舌红苔黄,脉弦大。此乃胃肠阴虚,又被肝胆之火劫逼肠脂下注。

麦冬 18 克　沙参 10 克　玉竹 10 克　生山药 24 克　生石膏 12 克　白芍 18 克　乌梅 3 克　黄连 3 克

服五剂而病证减半,大便调而油脂减少,续上方进退十余剂而安。

按语:胃阴不足,大肠失于濡润,大便多以干燥难下为主。如果在一派胃阴虚见证基础上,而见大便反泻,则应考虑肝胆之火逼迫阴液所致,常常有里急或下重感,稍不及时则粪污衣裤。在这种情况下,治疗往往是去生地之滋腻,而加乌梅、白芍等酸收之品,一方面预防津液下脱,另一方面又有敛阴柔肝之用。

病案五:唐某,男,38 岁,患脱肛已有二年多,大便干燥。伴腹满,嗳气,食少,口干,寐差等症。舌红少苔,脉弦细。此肺胃阴虚,津液不能下达,复加肝郁而疏泄不利,横伤脾气则下陷而脱肛。

沙参 12 克　麦冬 18 克　玉竹 12 克　生地 12 克　百合 10 克　白芍 18 克　木瓜 6 克　甘草 6 克

服三剂,脱肛症明显减轻。又加乌梅、诃子、黄连,服十余剂而愈。

按语:此证大便干燥、腹满、不食,似乎属于阳明腑实,但舌红少苔、脉弦细,所以知胃阴虚而肝气逆。阴虚不润则大便干燥,肝气横逆故腹满而嗳气。如是阳明腑实,必有燥屎内结等大实证,舌苔当黄而干,甚或焦黄。

其证虽有相似之处,但虚实之间,不可不辨。

总之,临床运用益胃汤,一定要紧扣胃阴不足这一病理特点,辨证以口咽干燥,不欲饮食或不喜肥甘,大便干燥而胃疼,舌红绛少苔或苔薄,脉细数或弦细等为主。大便出血者加藕节、桑叶,大便泄泻而里急者加白芍、乌梅、黄连,脱肛加诃子、木瓜,胁痛加牡蛎、片姜黄,咽痛加玄参、青果、桔梗等,俱有效验。

11. 三甲复脉汤的临床运用

三甲复脉汤是治疗厥阴阴虚导致虚风内动的一张名方,无论外感或内伤皆可用之。但是,三甲复脉汤证是怎么产生的?其临床运用有什么特点?应该注意什么问题?因此,如何正确地认识本方的组方特点及其临床运用就显得很有意义。为了便于通俗地阐述和理解,先请看下面的两则验案:

病案一:郑某,男,56岁。患者身材魁梧,但却常常头晕欲仆,耳鸣如蝉,心悸不安,心烦而夜不安寐,时或鼻衄。舌红少苔,脉沉弦有力,偶有结代脉象。

龟板 18 克　牡蛎 18 克　鳖甲 18 克　生地 18 克　麦冬 18 克　白芍 18 克　麻仁 12 克　阿胶 10 克　炙甘草 12 克

服二剂后心神安宁而思睡,头晕耳鸣等症大为减轻。又以大定风珠四剂而安。

病案二:李某,女,43岁。有风湿性心脏病五年,近日来头目眩晕,肢体颤动,站立不稳,心悸不宁,神乱少寐。舌红少苔,脉沉取弦细,举之则大而无力。

炙甘草 12 克　党参 12 克　桂枝 6 克　大枣 7 枚　生地 30 克　麦冬 18 克　白芍 18 克　麻仁 18 克　阿胶 10 克　龟板 18 克　鳖甲 18 克　牡蛎 30 克

服药一剂则能安卧,肢颤止,眩晕减轻,能自行步走。但有纳谷不香而脘闷,方中加米醋一大盅,又服三剂而证消。

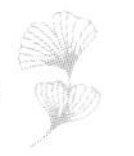

从这两个医案中可以看出以下两点：其一，二案皆有厥阴阴虚，不能涵养肝木，水不制火，阴不潜阳而风阳内动之象，所以治疗皆以滋阴潜阳息风为法，即三甲复脉汤法。其二，案一的脉象沉弦有力，脉证相应，符合病机；而案二的脉象则表现为按之弦细，举之则大而无力，结合其病史，可知其人素来心阳之气亦虚，因而病机就变得更为复杂，如果单纯用益阴方法则有碍于阳气的流畅，所以在方中加上参、桂、枣等甘温之品，一方面扶助心阳之气，另一方面还有活泼气机、阴阳并调之妙。所以，实际上案二是取法于仲景炙甘草汤。那么，三甲复脉汤和炙甘草汤之间又有什么联系呢？接下来就谈谈三甲复脉汤的产生及组方特点。

三甲复脉汤实际上是源于张仲景的炙甘草汤。由于炙甘草汤主治“心动悸，脉结代”，所以又名为“复脉汤”。复脉汤既能补心血、滋心阴，又能益心气、通心阳，为气血双补、阴阳并调的方剂。但是，温病以温邪伤阴为主，病至后期，手足厥阴之阴液被温邪所耗伤，风阳妄动，表现为手足心热甚于手足背，口咽干燥，神倦欲寐，或心中震震，舌强神昏，脉虚大或结代等，所以，以复脉汤去参、桂、姜、枣之阳药，加白芍收敛阴气，以复厥阴之阴液为主，就叫做加减复脉汤。吴鞠通说：“在仲景当日，治伤于寒者之结代，自有取于参、桂、姜、枣，复脉中之阳；今治伤于温者之阳亢阴竭，不得再补其阳也。用古法而不拘用古方，医者之化裁也。”如果在此基础上，又出现心中憺憺大动，甚则心中痛者，则在加减复脉汤中加牡蛎、鳖甲、龟板三味，就成了三甲复脉汤。本方以大剂甘润滋阴的药物为主，补益厥阴津液，同时加入三甲有滋阴潜阳的功效，使阴能制阳，水能济火。

临床运用三甲复脉汤，要紧扣厥阴阴虚、风阳内动这一病理特点，其辨证特点以头晕、心悸、肢体抽搐或瘈疭，舌红绛少苔或无苔，脉弦细或结代为主。或头痛耳鸣，神倦而夜寐不安，或昏眩欲仆，步履不稳，或厥，或舌体颤动，语言不利而肢麻，或大便干秘难行等。治疗范围涉及脑膜炎后遗症、癫痫、小脑病变综合征、帕金森综合征、心脑病、精神分裂症，以及各种以眩晕、抽搐为主要临床表现的病证。

病案三：郭某，男，14 岁。患脑膜炎后遗症，右侧头痛，眩晕而两目视物不清，每隔数日发生痉厥一次，始则头面发麻，继而两手抽搐。患儿形体较瘦，面色苍白，平素大便干而小便黄。舌体右斜，舌质红绛，脉弦直而数。

牡蛎 15 克　鳖甲 18 克　龙骨 15 克　生地 30 克　阿胶 10 克　鸡

子黄2枚　麦冬24克　白芍15克　炙甘草10克　五味子3克

服药约半月余，颇见功效，痉厥减发，诸症亦轻。一日西医内科大夫查房，因其大便干燥，而以硫酸镁泻下大便六七次，纯为水液样粪便。泻利后，入夜则头痛、身麻，两手抽搐加剧。此因误下而重伤阴液，仍主三甲复脉汤、大定风珠等滋阴拯液，柔肝息风。两周后，情况显著好转，患儿已能下床玩耍，且食量大增。上方又服至20余剂，诸症基本痊愈出院。

温热病后期，以阴液亏虚为主，切不可因其大便干燥而滥施下法。即或要用下法，也必须要有可下之证。张仲景说："少阴病，六七日，腹胀，不大便者，急下之，宜大承气汤。"又说："少阴病，自利清水，色纯青，心下必痛，口干燥者，可下之，宜大承气汤。"从一"宜"字可知，即便有可下之证，犹当推敲斟酌，但得大便通则止，不可孟浪过泻。

病案四：沈某，女，31岁。素体脾胃虚弱，运化无力，食少体疲，头晕而便干，月经后期而量少。入冬之时，不慎外感，经治后表证已解，但遗低热（37.5℃）不退，并添舌体颤抖而齿击有声，伴心悸、失眠等症。某医按心脾两虚治疗无效，反增口舌干燥。舌红少苔，脉弦细。此为肝阴虚而风阳发动，治当柔肝息风，养血安神。

白芍15克　生地15克　石斛15克　珍珠母30克　钩藤10克　白薇10克　当归10克　茯神15克　夜交藤30克　黄连6克　另研琥珀、朱砂各3克，分4次冲服。

服药后心悸大减，夜能安寐，但舌颤齿击未效。转用：

龟板15克　牡蛎15克　龙骨15克　珍珠母15克　麦冬24克　生地18克　白芍12克　丹皮10克　阿胶10克　鸡子黄2枚　五味子3克　炙甘草10克

服药三剂后，舌颤齿击均止，大便畅通而神爽。上方加玄参、酸枣仁各15克，续服七剂巩固之。

病案五：赵某，男，62岁。每于夜间睡眠之中，突然惊叫而身体乱动，手足躁扰，曾用镇静药治疗无效。大便干燥难下，舌质红绛而苔薄黄，脉弦大。此为肝肾精衰，阴气不足以制阳，阳不入阴而亢动，欲成痉厥的先兆。

龟板15克　鳖甲15克　牡蛎15克　龙骨15克　麦冬30克　石斛30克　生地15克　白芍15克　丹皮12克　玄参12克　元明粉6克　甘草10克

服药后大便畅而夜惊止。上方去元明粉再服，共进 30 余剂而病安。

病案六：朱某，女，45 岁。患病抽搐已 15 年。每夜入眠后，突发心悸不安，继之手足抽搐，周身发麻。腹胀大如孕状，周身浮肿，口咽发干。舌红绛无苔，脉沉滑。值经期则病剧，每夜可发生二三次。

龟板 30 克　鳖甲 30 克　牡蛎 30 克　白芍 18 克　生地 30 克　麦冬 30 克　阿胶 10 克　五味子 6 克　玄参 18 克　钩藤 10 克　甘草 12 克

服二剂而身麻愈，服六剂而肿胀消，服至 12 剂则抽搐大减，夜能安睡。改用白薇汤：

当归 30 克　白薇 15 克　党参 6 克　炙甘草 6 克

服三剂，抽搐基本得到控制。后因与人争讴气恼而病又复，但其势不及原来。先以化肝煎以解气郁，继以大定风珠滋阴息风而愈。

12.“甘温除大热”及东垣方的临床运用

“温能除大热”或称“甘温除大热”，是中医学中经常被引用的一句术语。就其本身的学术意义来说，它与“滋阴降火”“引火归元”等法是不同的。换句话来说，“温能除大热”中的“大热”，是不能用“壮水之主”或“益火之源”的方法来解决的，必须用甘温的药物补益脾胃元气，才能收到治疗效果。“温能除大热”的治疗方法别具一格，有一定的理论基础及其临床实践意义。

（1）“温能除大热”的来源

“温能除大热”这一提法，首先见于李东垣所著的《脾胃论》。他说：“内伤脾胃乃伤其气，外感风寒乃伤其形。伤其外为有余，有余者泻之；伤其内为不足，不足者补之。内伤不足之病，苟误认作外感有余之病而反泻之，则虚其虚也。实实虚虚，如此死者，医杀之耳。然则奈何？惟当以辛甘温之剂，补其中而升其阳，甘寒以泻其火则愈矣。经曰：劳者温之，损者温之。又云：温能除大热，大忌苦寒之药损其脾胃……”（《脾胃论·饮食劳倦所伤始为热中论》）

如上所论，“温能除大热”原为《内经》之文，似乎无可疑议。但王履的《医经溯洄集》中载有《内伤余议》一文，对“温能除大热”出于《内经》的说法提出了怀疑。他说:“今东垣乃以‘温’为温凉之‘温’，谓宜温药以补元气而泻火邪；又易‘损者益之’为‘损者温之’；又以‘温能除大热’为《内经》所云，而遍考《内经》，并无此语，此亦不能无疑者也。”根据王履的说法，在《内经》中找不到“温能除大热”的依据。但是，“温能除大热”这一学术主张，由于东垣的发扬与实践，逐渐被广大医家所采用，直至今日，在中医学的理论与临床上仍然发挥着深刻的影响，这是不能忽视的。

(2)内伤大热的病理机制

“温能除大热”既然作为内伤发热的治疗法则，那么，了解内伤大热的病理机制是有必要的，同时，这对于研究李东垣的内伤学说也是一个关键性的问题。

《脾胃论·饮食劳倦所伤始为热中论》说:“若饮食失节，寒温不适，则脾胃乃伤；喜怒忧恐，损耗元气。既脾胃气衰，元气不足，而心火独盛。心火者，阴火也，起于下焦，其系系于心。心不主令，相火代之。相火，下焦胞络之火，元气之贼也。火与元气不两立，一胜则一负。脾胃气虚，则下流于肾，阴火得以乘其土位。故脾证始得，则气高而喘，身热而烦，其脉洪大而头痛，或渴不止……”东垣在此指出了饮食失节，或喜怒忧恐，则内伤脾胃元气，正如《难经》所说“饮食劳倦则伤脾”。《素问·痹论》也说:“饮食自倍，肠胃乃伤。”《素问·调经论》又指出:“其生于阴者，得之饮食居处，阴阳喜怒。”可见:东垣的内伤脾胃学说是本于《内经》和《难经》，总结了前人的理论思想，并且还有一定的发展。

脾胃位居中焦，司仓廪之职，为后天之本、营卫气血生化之源，具有升清降浊、斡旋阴阳的作用。《素问·五常政大论》说:“阴精所奉其人寿，阳精所降其人夭。”阴精所奉，指脾胃调和，谷气上升，行春夏之令，得阳气长养，故健康而多寿；阳精所降，指脾胃失和，谷气下流，反行秋冬之令，故体衰而易夭。因此，内伤脾胃，元气不足，则使清阳不能上升而反下降；清阳下流则成湿浊，湿浊下行，少阴被郁，阴不制火则阴火乃动。水中之火名阴火，沿少阴经脉上冲于心；心为君主之官，不主令也不受邪，有邪则心包相火代之。《灵枢·邪客》说:“心者，五脏六腑之大主也……邪弗能容也，容之则心伤，心伤则神去，神去则死矣。故诸邪之在于心者，皆在于心之

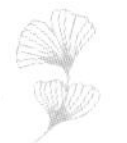

包络。”如此，包络代心君受阴火之袭，则心主火旺，所以出现脉洪大、烦渴、身热等症状。

“阴火上乘土位”是对内伤脾胃病理机制的高度概括。所谓“土位”，指水谷清阳之气上布胸中心肺的生理模式。《灵枢·决气》指出：“上焦开发，宣五谷味，熏肤，充身，泽毛，若雾露之溉，是谓气。”说明了谷气入脾胃后，必须上奉心肺，借心肺之开发而化生为元气。如果脾胃之气下流，不能上奉心肺，则下焦阴火取而代之，心胸乃热，发为内伤病变。

《素问·经脉别论》又说：“食气入胃，浊气归心，淫精于脉。脉气流经，经气归于肺。肺朝百脉，输精于皮毛……”说明古人确实认识到了水谷精气由心而入脉，由脉而上归于肺，在肺中进行气体交换，然后才能发挥水谷的滋养功能。如果脾胃一有损伤，导致清阳（谷气）不能上升，而使上焦不行，下脘不通，就会产生内伤发热证候。如《素问·调经论》说：“有所劳倦，形气衰少，谷气不盛，上焦不行，下脘不通，胃气热，热气熏胸中，故内热。”李东垣在《脾胃论》中则将其概括为：“脾胃既虚，不能升浮，为阴火伤其生发之气。”

所以，阴火的产生是和清阳下陷分不开的，正因为清阳下陷，才导致了阴火上乘土位。所以说：“火与元气不两立，一胜则一负。”治疗时就不能单纯以水制火，也不能单纯以寒伏火，只有用甘温保元之剂，采用以补为泻、以升为降的方法，才能使阴火下降而元气复位。

（3）阴火与阴虚火亢的鉴别

李东垣所说的阴火上冲与朱丹溪所说的阴虚火亢，二者的发病性质不同，治疗也有差别。

东垣的阴火上冲，是由于脾气下流，由脾及肾，病之本在脾，病之标在肾，所以在治疗上先补脾。如果忽视脾在发病中的主要地位，反以标为本，当然不符合东垣的精神。因此，脾湿郁遏下焦，虽能激发阴火上冲，但与燥热伤阴，房劳耗精，肾水亏损所发生的各种火热之证是有所不同的。如果“阴火上冲”兼见肾水不滋时，东垣在温补方中也少加生地、黄柏以泻阴火而滋其水。同时，东垣对于湿热伤阴也有充分的认识。他曾说：“夫脾胃虚，则湿土之气溜于脐下，肾与膀胱受邪，膀胱主寒，肾为阴火，二者俱弱，润泽之气不行……津液不濡，睡觉口燥、咽干而皮毛不泽也。”在治疗时，为了解救肾水之困，必须补脾升阳，使湿邪不下溜，则阴火自解，大热可去。此证若专事滋补，不从脾胃入手，必然助湿腻脾，反而激发阴火上冲。

而朱丹溪所说的阴虚火亢，是肾本身的水火不相协调的问题；阴虚则火亢，这并非实火内盛，而是由于阴水不足所致，在治疗上可以采用滋阴壮水的方法。张景岳曾说："盖火性本热，使火中无水，其热必极，热极则亡阴，而万物焦枯矣。"人或欲念过极，房室耗伤，必动相火，耗散其水；或在汗、下之后，失血之余，均能导致水虚不能制火的证候。如心烦少寐，头晕，口干咳嗽，盗汗，夜热及失精等。因此，治疗上"只补水以配火，壮水之主以制阳光"。临床常用六味地黄汤、一阴煎，兼服归脾丸，疗效比较好。至于苦寒损阳之剂，慎不可轻投。

例如，曾治一患者素有便血，经常头目眩晕，面赤，耳鸣，时觉一团火气上冲，午后更觉显著。一日大便后，突然头晕仆地。醒后神志恍惚如在梦中，环顾其子女，不能一一呼其名。舌质红绛而干，无苔，脉大、尺部更显。此病阴亏阳亢，已非一日，水不制火，不能涵木，所以头目眩晕。神明失于主宰，故神志不慧，情境俱忘。法当补水配火，以制阳光。

用大剂六味地黄汤，加玳瑁、阿胶、生龙骨、生牡蛎、麦冬、人参、五味子。文火慢煎取浓汁，时时呷服。

三剂后，头晕与烦热显著减轻，但精神仍恍惚不定，记忆时好时差，转用"专翕大生膏"与归脾丸两方，培正固本，补其精神，交替服用三个月后，诸症皆去。

（4）阴火与虚阳外越的鉴别

东垣所指的"阴火"发热，与"虚阳外越"的发热有本质的区别。从对阴火证的描述来看，"作蒸蒸而躁热，上彻头顶，傍彻皮毛，浑身躁热，作须待袒衣露居，近寒凉处即已，或热极而汗出亦解"，显然不是虚阳浮越于外的发热。阳越发热，只恐一身汗出，阳气外亡，其命随之而灭，焉有"热极而汗出亦解"之理。

虚阳外越的发热是以阴寒内盛，阳气衰弱作为病理基础。如《伤寒论》说："少阴病，下利清谷，里寒外热，手足厥逆，脉微欲绝，身反不恶寒，其人面色赤……"这里所讲的"里寒外热"，即是阴盛迫阳，虚阳外越所致的发热，这是人体真火外露的表现。这种真火，平时潜藏在肾水之中，藏则能生气，露则为病。水中之火，又称龙火。龙火不能潜藏，源于火气极虚，水

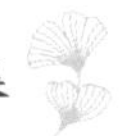

寒盛极，逼迫其火外越。如赵养葵所说："平日不能节欲，以致命门火衰，肾中阴盛，龙火无藏身之位，故游于上而不归……"龙火不藏，虚阳外越的常见证候有：上身大热，下身冰冷，人事昏沉；或咽喉肿痛，咳嗽喘促；或自汗，心烦，大便欲出，小便不禁；或面赤如朱，不思茶水，而胸腹痛甚欲按；或口舌生疮，牙缝流血；或吐血而心烦不安；或消渴而饮一溲二……阴盛逼阳的脉象多见洪大无伦，或两尺虚软，或见细数，但都以按之无力为特点。

阳越发热，轻者以辛热药杂于壮水剂中，导之下行，如右归饮、八味地黄汤之类；重者则不掺阴柔之品，采用"四逆汤类"方剂急救亡失之阳。虚阳上窜，吐血特别严重的，用镇阴煎加童便，效果很理想；痰涎涌逆，喘鸣气急，上实下虚者，用独参汤调服黑锡丹有奇效。经治疗后，阳气恢复，龙火潜藏，仍继续服用甘温之药，以促进生化之源，并须节制房事，养心宁神。

曾治吴某，男，48 岁。一日突然吐血，逐渐增多，心内发热，躁烦异常。曾服百合固金汤与荷叶丸，病证反而加剧。脉洪大而软，沉取无力，舌胖大质嫩，苔白滑。但头上汗出，咽干而痛，不欲饮水。

此阴盛逼阳，龙火浮越之重证，急服镇阴煎，加童便一碗为引。

一剂尽，血止神安。改服桂附地黄汤合生脉饮，又二剂，诸症向愈。但觉体乏无力，动则心悸气短，乃以归脾汤送服金匮肾气丸，大约月余而康。

（5）"温能除大热"的治疗范畴及代表方

"温能除大热"的"大热"指的是内伤大热，而不是外感的发热。内伤与外感均有发热的证候，但在辨证上各有其不同的特点，不得混淆。东垣《内外伤辨惑论》正确地指出了内伤发热与外感发热的不同，使人有所鉴别，这无疑是一个很大的贡献。兹录其文如下：

"外伤寒邪，发热恶寒，寒热并作，其热也翕翕发热，又为之拂拂发热，发于皮毛之上，如羽毛之拂，明其热在表也，是寒邪犯高之高者也。皮肤毛腠者，阳之分也，是卫之元气所滋养之分也。以寒邪乘之，郁遏阳分，阳不得伸，故发热也。其面赤，鼻气壅塞不通，心中烦闷，稍似袒裸，露其皮肤，已不能禁其寒矣，其表上虚热，止此而已。其恶寒也，虽重衣下幕，逼近烈火，终不能御其寒；一时一日，增加愈甚，必待传入里作下证乃罢。其寒热齐作，无有间断也。其内伤饮食不节，或劳役所伤，亦有头痛、项痛、腰痛，与太阳表证微有相似，余皆不同，论中辨之矣。内伤不足之病，表上无阳，不能禁风寒也，此则常常有之；其躁热发于肾间者，间而有之，与外中寒邪，略不相似。其恶风寒也，因脾胃不足，荣气下流而乘肾肝，此痿厥气逆之渐也。若胃气平常，饮食入胃，其荣气上行，以舒于心肺，以滋养上焦之皮肤，腠理之元气也；既下流，其心肺无有禀受，皮肤间无阳，失其荣卫之外护，故阳分皮毛之间虚弱，但见风见寒，或居阴寒处、无日阳处，便恶之也，此常常有之，无间断者也。但避风寒及温暖处，或添衣盖，温养其皮肤，所恶风寒便不见矣。是热也，非表伤寒邪，皮毛间发热也，乃肾间受脾胃下流之湿气，闭塞其下，致阴火上冲，作蒸蒸而躁热，上彻头顶，傍彻皮毛，浑身躁热，作须待袒衣露居，近寒凉处即已，或热极而汗出亦解。”（《内外伤辨惑论》卷上《辨寒热》）

基于以上的辨证，可见外感发热是寒热并作，热在皮肤之浅，且有恶寒鼻塞等；内伤发热，寒热不是并见，其热为躁热，有时发作，乃下焦阴火上冲，必近寒凉，或热极汗出，方得减退。

此外，外感的发热是手背热而手心不热，内伤的发热是手心热而手背不热。而且，外感脉象是人迎大于寸口，内伤脉象是寸口大于人迎。

补中益气汤是“温能除大热”的代表方剂。方中以黄芪、人参、炙甘草（名保元汤）作为全方的主体，取其性味甘温，大补脾胃元气，使脾胃元气充足而恢复其升清降浊的作用，是“甘温除大热”的基本治疗方针。白术健脾而除湿，当归补血而润燥，升麻、柴胡鼓动清阳以上升，陈皮理气化浊以下降。服药后，脾胃元气上升以奉心肺，而使营卫通达，气血调顺；阴火无援则不能上乘，包络大热可以不清而自消。

（6）东垣方的临床运用

1）补中益气汤

病案一：内伤发热

平某，男，37岁。素体虚弱，肝胃不和。十月中旬某日，突然发生吐血，咳嗽。伴见午后发热，饮食衰减，周身倦怠无力，二便尚调，其脉虚数，舌质淡，苔薄白。

初用“加味救肺汤”，服二剂后咯血虽止，转增腹痛，泄泻，烦悸，脘闷，不欲食，午后发热（达39℃），脉仍虚数。辨为虚劳腹痛，用小建中汤建中

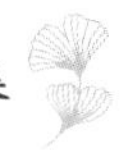

气、缓里急，服药后腹痛果愈。但仍发热不退，周身无力，头晕少气，不思饮食，腹泻不止，脉象同前。

此“阴火上乘土位”，清浊失调之变，乃用东垣补中益气汤，另加生甘草 6 克以泻心包之热。

服一剂即觉减轻，略事加减，三剂后体温正常，腹泻止，食欲逐渐增加。改用归脾汤进退而愈。

病案二：内伤发热

李某，女，35 岁。得病已数月，心烦口干，气弱食衰，周身发热如同火灼，必须将后背贴靠家中方石筑砌之墙方觉凉爽。月经每来必多，下肢浮肿，动作乏力。大便时有溏泻，小便微黄，脉大而无力，舌质淡苔薄白。曾服滋阴凉血之方，非但无效，反增胸闷而纳呆不食。当从内伤脾胃，清阳下陷，阴火乘于心胸辨治。

黄芪 9 克　人参 6 克　生炙甘草各 6 克　当归 6 克　陈皮 3 克　柴胡 3 克　升麻 3 克　葛根 3 克　生姜 3 克　大枣 3 枚

服三剂，心烦、口干等症已去，燥热有所改善。上方加知母、黄柏各 3 克，连服六剂而热退。改服参苓白术散巩固。

病案三：习惯性流产

酒某，女，32 岁。每次怀孕至三个月左右，即自行流产，已连续发生三次。现又怀孕已三月，胎漏见红，腹内下坠，腰酸，白带极多，食少体倦。舌淡苔白，脉滑无力。此脾虚湿盛，清阳不升，中气不足则胎元不固；湿渗于下则带下淋沥。治疗必须补脾升清，去湿固本，胎气方能安和。

黄芪 12 克　党参 12 克　白术 30 克　当归 9 克　炙甘草 9 克　柴胡 3 克　升麻 3 克　杜仲 9 克　续断 9 克　陈皮 3 克

服三剂，带下已止，腹坠腰酸明显减轻，但漏红未止。转用胶艾四物汤加炙甘草 10 克，服三剂后，血止胎安。

病案四：腹泻脱肛

郎某，男，56 岁。患大便溏泄，每日三四次，伴发脱肛。饮食减少，体疲无力，屡治无效。面黄舌淡，脉缓软无力，一派脾虚之象昭然若揭。

黄芪 12 克　人参 9 克　白术 9 克　土炒当归 6 克　炙甘草 9 克　柴胡 3 克　升麻 3 克　生姜 3 克　大枣 3 枚　鳖头 1 个（荷叶包，煅透）

服六剂，腹泻与脱肛不发，又将方中人参改为党参 12 克，续服六剂而愈。

2）调中益气汤

病案五：会阴下坠

郝某，男，38岁。自诉前后阴之间(即会阴部)下坠已数年，抽搐酸胀，如有物嵌顿其中，似欲大便而不能，胀塞极苦，久立则更甚，小便不利。脉软、按之无力，舌苔白滑而腻。此脾虚而清阳下陷，湿气下流，结于会阴，升降不能，所以重着难拔。治当补脾运湿，升阳举陷。

黄芪12克　党参12克　苍术9克　白术9克　黄连3克　黄柏3克　柴胡3克　升麻3克　陈皮3克　葛根3克　姜枣为引

此方化裁进退，约服30剂而愈。

【**解析**】调中益气汤由保元汤加升麻、柴胡、苍术、陈皮、黄柏组成。本方与补中益气汤均治内伤脾胃，但本方重在清浊相干而兼湿热。所以脉虽大但无力，沉取反涩，证以二便不调、泄泻脓血为主。本案清气下陷，湿凝会阴，而见小便不利，更见舌苔白腻，湿盛久必蕴热，故服调中益气汤取效。

3）升阳益胃汤

病案六：带下淋沥

魏某，女，28岁。小产之后，续发带下淋沥，色白清稀，甚则小腹下坠。因带下太多，致使妇科无法外查。舌淡苔白，脉弦缓无力。证属脾气虚衰，清阳下陷，湿气不运，注入冲任，化而为带下。

黄芪12克　党参12克　白术30克　炙甘草6克　柴胡3克　升麻3克　防风3克　羌活3克　独活3克　黄连3克　半夏10克　茯苓10克　泽泻10克　陈皮6克　白芍6克

服六剂，带下减轻三分之二，体力有所增加。又服六剂而带净。

病案七：皮肤皲裂

李某，女，43岁。两手掌大小鱼际部位、胸部及股腿等处皮肤皲裂，纵横交错，干燥疼痛而痒。饮食无味，体疲肢倦，两臂疼痛，面色萎黄不泽，月经一月再行。舌质淡，脉软无力。证属脾元不足，不能上奉心肺，阴火复乘其位，气血不布，不能熏肤、充身、泽毛，故有此变。

党参10克　白术6克　生炙甘草各6克　黄柏4.5克　防风4.5克　羌活4.5克　独活4.5克　葛根6克　白芍6克　柴胡3克　升麻3克　生地3克

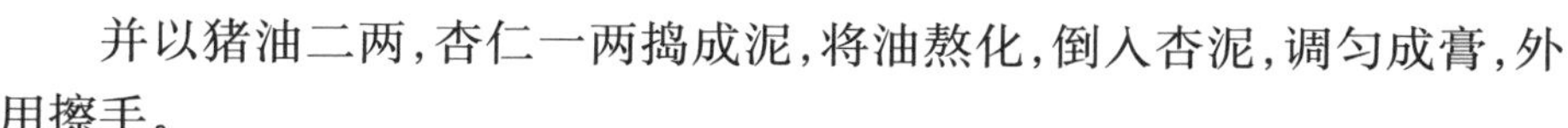

并以猪油二两，杏仁一两捣成泥，将油熬化，倒入杏泥，调匀成膏，外用擦手。

服药四剂，外用一剂而愈。

【解析】饮食劳倦，内伤脾胃，元气不足，清阳下陷后，不但引发下焦阴火上冲，还可发生脾湿下流，蕴郁下焦的各种病变。所以，在内伤分类上，有湿多热少、热多湿少以及湿热参半的三种不同情况。针对这三种情况，东垣设升阳益胃汤、补脾胃泻阴火升阳汤和调中益气汤分别治之。升阳益胃汤由六君子汤加黄芪、黄连、柴胡、防风、羌活、独活、白芍、泽泻组成，凡内伤气虚，湿多热少，清气不得上升者，宜服此方。

4）寒胀中满分消汤

病案八：中满腹胀

徐某，女，24岁。患大便溏泻已二年多，每日三四次。逐渐发展为中满腹胀，从心下至少腹胀闷不堪，尤其以进食后为甚。饮食乏味，带下多，手心灼热。西医诊断为"肠系膜淋巴结核"，按结核治疗无效。其人舌质淡嫩，苔薄白，脉沉弱无力。

此证属脾虚有寒，中气不运，清阳下陷，浊阴在上；又带下多而手心热，正是东垣所谓内伤之热。

黄芪10克　党参10克　当归10克　茯苓10克　厚朴10克　半夏10克　猪苓10克　泽泻10克　黄连6克　吴茱萸6克　生姜6克　草蔻仁6克　荜澄茄6克　益智仁6克　干姜3克　川乌3克　黄柏3克　麻黄3克　柴胡3克　升麻3克

服五剂而效，腹胀减轻；再服五剂，大便成形而欲食；又服五剂，带下止，腹胀消而手心不热。

【解析】中满腹胀有寒热之分。饮食劳倦损伤脾胃，不能运化精微，水谷聚而不散，便成胀满。《素问·至真要大论》虽然有"诸胀腹大，皆属于热"之说，但东垣认为，临床所见"大抵寒胀多而热胀少，治之者宜详辨之"，并且提出"中满治法，当开鬼门，洁净府。开鬼门者，谓发汗也；洁净府者，利小便也。中满者，泻之于内，谓脾胃有病，当令上下分消其气。下焦如渎，气血自然分化，不待泄滓秽；如或大实大满，大小便不利，从权以寒热药下之"（《兰室秘藏·中满腹胀门》）。这就是东垣寒胀中满分消汤的治疗作用。

5）益气聪明汤

病案九：耳鸣耳聋

葛某，男，30岁。右耳鸣响，以夜深人静或晨起时最为明显，而且耳聋不聪。体疲无力，大便不畅，小便频短。舌质嫩，脉沉弦无力。曾服滋阴潜阳，平肝息风方药数十剂而不效。此脾气虚而清阳不升，下焦阴火上犯清窍。东垣之法于升中求降，补益脾胃元气则阴火自能复其位。

黄芪12克　党参12克　白芍12克　炙甘草10克　葛根6克　蔓荆子6克　柴胡3克　升麻3克　黄柏3克

服四剂则效，又服六剂耳鸣止，而听力恢复正常。

病案十：目障不明

李某，男，48岁。患左眼中心性视网膜炎，视物不清，眼前有黑影如梭形，甚则遮覆视野。目涩无泪，神光不见，视力下降至0.4。舌质淡嫩，脉虚大。此清阳不能上奉，精血又亏于下。

黄芪12克　党参12克　白芍12克　炙甘草10克　升麻3克　防风3克　葛根3克　黄柏3克　藁本3克　石斛12克　菟丝子12克

服七剂后，目中不觉干涩，眼前黑影变小。上方减去防风、藁本，加黄芪至18克，加杞子10克。又服三剂后，查视力上升为0.9。

转用补益肝肾，以杞菊地黄汤加当归、白芍、覆盆子、酸枣仁。又服十剂，视力上升为1.2。眼底镜检查：视网膜水肿及炎症皆消。

【解析】《灵枢·邪气脏腑病形》说："十二经脉，三百六十五络，其血气皆上于面而走空窍，其精阳气上走于目而为睛，其别气走于耳而为听。"《灵枢·大惑论》又说："目者，五脏六腑之精也，营卫魂魄之所常营也，神气之所生也。"所以，头目清窍灵愚与否与脾胃气的盛衰有密切关系。若因饥饱劳行损伤脾胃，生发之气既弱，其营运之气不能升，且五脏六腑之精无所禀受而不能上注，邪塞空窍，耳目等清灵之官失其聪明。因此，治宜补益脾胃之气，使精阳气上走清窍则能耳聪目明。

方证索引

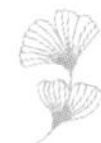

Y

Z

病证索引

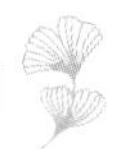

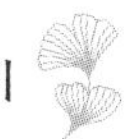